Gütersloher Taschenbücher/Siebenstern 1064

Johann Christoph Hampe

Sterben ist doch ganz anders

Erfahrungen mit dem eigenen Tod

Gütersloher Verlagshaus
Gerd Mohn

CIP-Kurztitelaufnahme der Deutschen Bibliothek

Hampe, Johann Christoph:
Sterben ist doch ganz anders: Erfahrungen mit d. eigenen Tod / Johann Christoph Hampe. – Gütersloh: Gütersloher Verlagshaus Mohn, 1983.
(Gütersloher Taschenbücher Siebenstern; 1064)
ISBN 3-579-01064-6

NE: GT

ISBN 3-579-01064-6

Lizenzausgabe mit freundlicher Genehmigung
des Kreuz Verlages, Stuttgart

Gesamtherstellung: Mohndruck Graphische Betriebe GmbH, Gütersloh
Umschlagentwurf: Dieter Rehder, Aachen
Printed in Germany

Inhalt

Sterben von innen gesehen

Deutung der Sterbeerlebnisse

Was daraus folgt

Von dem Eigentlichen des Todes
kann niemand eine unmittelbare Erfahrung machen —
es sei denn, vielleicht der Sterbende selbst.

Otto Pieper

Mein neues Ich war nicht mehr das vertraute Ich, sondern gleichsam ein Sublimat davon, wenn es mir auch irgendwie bekannt vorkam wie etwas, was ich schon immer tief begraben gewußt hatte unter einem Überbau von Ängsten, Hoffnungen, Wünschen und Begierden. Dieses Ich hatte nichts mehr mit unserem diesseitigen Ego zu tun. Es war reiner Geist, endgültig, unveränderlich, unteilbar, unzerstörbar. Wenngleich absolut einmalig, individuell geprägt wie ein Fingerabdruck, war es gleichzeitig Teil eines unendlichen, wohlgeordneten Ganzen. Ich war schon vorher dort gewesen.

S. 92 dieses Buches

Der Mensch ist so geschaffen,
daß er hinsichtlich seines Inneren nicht sterben kann.
Denn er kann an Gott glauben und auch ihn lieben.

Emmanuel Swedenborg

Ich legte mich einfach in diese große Hand von Licht hinein …

S. 81 dieses Buches

Noch eine kleine Zeit,
so ist's gewonnen,
so ist der ganze Streit
in nichts zerronnen;
In Rosensälen darf ich
ohn Unterbrechen
in aller Ewigkeit
mit Jesus sprechen.

Grabspruch Sören Kierkegaards

Vorwort

Dieses Buch ist das Zeugnis einer Begegnung. Mir sind Berichte von Menschen begegnet, die aus ihrem Sterben zurückgeholt wurden und mitteilen konnten, was sie zwischen Leben und Tod erfahren haben. Im dritten der fünf Kapitel, das fast die Hälfte des Buches füllt, sind viele dieser Berichte mitgeteilt. Sie haben mich verwundert und verwirrt und gezwungen, ganz neu darüber nachzudenken, was uns im Sterben erwartet. Meine Vorstellungen vom Sterben, die ich bislang für unumstößlich hielt, mußte ich aufgeben, um neue, schönere und klare zu gewinnen. Die Konsequenzen für unseren Umgang mit den Sterbenden und unserem Sterben sind gar nicht abzumessen und beeinflussen mein Leben schon heute, da ich noch mitten in ihm stehe. Ich bin glücklicher geworden, seit ich weiß, was in diesem Buch mitgeteilt ist; und das starke Echo auf meine Vorträge zum Thema zeigt mir, wie ungestüm das bei so vielen Zeitgenossen neu erwachte Interesse an diesen großen Lebensfragen Ausdruck und Vertiefung sucht. Wir betreten auf den folgenden Seiten ein Gebiet, wo das Einmaleins und die Statistik versagen und gängige Erkenntnismittel nicht weiterhelfen. Wir werden hier nie alles wissen. Aber warum sollen wir uns auch bei letzten Fragen Wissen, das erreichbar ist, nicht zumuten? Wir könnten, wie wir es ja meistens tun, mit unseren Vorurteilen, unseren Vorgedanken, unserer vorgelernten Dogmatik beginnen und dann versuchen, ihr die Erfahrung anzupassen. Besser erscheint der umgekehrte Weg. So wenig Wissen je Glauben ersetzen kann, wird doch geprüfte Erfahrung unsere Urteile verändern. Wer nur Neugierde mitbringt, wird nicht alles erfahren. Der Leser muß mithelfen, diese Escheinungen zu deuten. Er ist zu drei Schritten eingeladen, ins Gestern, ins Heute, ins Morgen. Wir haben Sterben von außen gesehen: Wie haben wir bislang Sterben und Tod auf uns bezogen? Wir dürfen sodann hineinblicken, wie Sterben von innen zu sehen ist, wie es erlebt wird: Was sagt uns diese neue Sicht? Wir leben mit dieser Kenntnis weiter: Was werden wir drittens, was müssen wir mit ihr anfangen? Wenn Sterben doch ganz anders ist, als wir immer dachten, wird auch unser Leben anders sein.

Mit alledem stehen wir noch ganz am Anfang. Unter dem Schreiben gingen mir neue Zeugnisse zu. Möchte auch diese Veröffentlichung vielen Menschen Mut machen, mitzuteilen, was sie erlebten. Aber wir wollen nicht nachts an fremden Haustüren klingeln, wie es der Spiritismus tut. Die Wirklichkeit der Seele ist so unermeßlich und tief, sie liegt für jeden, der Ohren und Augen hat, so offen zutage, daß wir das Dunkel und Halbdunkel nicht aufsuchen müssen, um die Toten zu beschwören.

Sterben vor dem Sterben

Mitten im Leben

Irgendwann in jedem wachen Menschenleben geschieht es. Vielleicht an einem besonders schönen Frühlingstag, spätestens in unserer Lebensmitte kommt es über uns. Wir wußten es immer, aber jetzt ist es Sprengstoff geworden: da ist das große schwarze Loch, in das alles Leben zuletzt hineinfallen soll. Nicht nur die anderen alle, deren Name auf den Anzeigen steht, ich selbst werde sterben müssen. Wer weiß wann? Aber weil ich es nicht weiß, ist es schon gegenwärtig.

Der Gedanke breitet sich in mir aus. Ich kann nichts anderes mehr denken. Das Leben, das ich so bemüht und beglückt führte, Regen und Sonnenschein, Aufstehen und Schlafenlegen, all die Erfolge und Niederlagen, die mir allein gehören, alles soll abgebrochen werden. Und was zusammengehört, darf eines Tages nicht mehr zusammensein. Immer wird sich von zweien einer zuerst auf den Weg machen müssen, Mütter von Kindern fort, der Mann von der Frau.

Eine Gewalt nimmt uns fort. Der Augenblick flieht. Die Stunde wendet sich nie. Rechts und links wird gestorben. Aber die Zeit näht unbekümmert weiter Augenblick an Augenblick. Es wird eine Zeit geben, da Zeit ist ohne mich. Es ist mir unmöglich, das zu denken. Wer hält einmal an und betrachtet alle die Augen, die sich schließen, die Dinge, die unaufhaltsam in die Erde sinken?

Darin hat das Glück, das wir so leidenschaftlich suchen, Verwandtschaft mit dem Tod. Glück nennen wir ja, wenn die Zeit, die uns jagt, sich uns plötzlich schenkt und stillzustehen scheint wie die Libelle, die über dem Waldteich zittert. Dann für einen Nu, den keine Uhr mißt, ist die eine winzige Gegenwart plötzlich alles, und wir sind einen Seufzer lang ganz und heil, eine durchschimmerte Kugel. Wir meinten im Birkenlicht und Lärchengold das Versprechen der Dauer oder doch der Wiederkehr zu lesen. Aber es hat noch immer getrogen.

Diese Erfahrung, daß in meinem Leben schon immer Sterben ist, bringe ich als erstes ein in die Überlegungen, die wir nun miteinander anstellen wollen. Ich spreche nicht von einer Sache, die dort hinten liegt, wo dem Blick alles verschwimmt, zum Ausgang des Lebens zu, den wir fern glauben. Wir wollen nicht unseren Wissenshunger befriedigen, um ein paar Fächer in unserem Kopf, in die wir dann selten oder nie mehr schauen, mit Daten gefüllt zu haben. Ich spreche vom Sterben, weil ich anders als bisher leben möchte.

Im Sterben treten nach der Volksmeinung Leib und Seele auseinander. Die Volksmeinung benutzt ein einfaches, von der psychologischen Wissenschaft unserer Tage nicht gebilligtes Vokabular; aber an dem, was sie meint, ist am Ende etwas dran. Indem ich an das Sterben denke und mein Sterben in der Gegenwart erlebe, tritt in mir etwas auseinander. Plötzlich betrachte ich mich als einen Fremden. Wird, was ich sein werde, nicht mehr sein, als ich bin? Was spricht jenes Ich in mir zu diesem Ich?

Die Lebensmitte ist eine Daseinskrise nicht anders als das Sterben. In ihr entscheidet sich, ob der Rest Welken oder Reifen ist. Auf dem Höhepunkt seiner Vitalität, in jenen Jahren, die heute so oft beschrieben werden als die Zerreißprobe des modernen Erfolgsmenschen, gelingt oder mißlingt mir die Vereinigung der beiden Lebensbögen, um in der Sprache des Mystikers Johannes Tauler zu sprechen.

Er unterschied den pneumatischen, den geist-seelischen, und den somatischen, den leib-seelischen Lebensbogen. Jenen begriff er im Bilde der nach oben offenen Girlande, diesen in dem der nach unten offenen Arkade. Beide Figuren unseres Lebens, beide Bögen, meinte er, berühren sich in der Tangente der Lebensmitte. Von oben stammend — so sah es die deutsche Mystik —, ist der Mensch in die physische Welt hineingeboren. Doch bleibt er zur Rückkehr gerufen, zu der er sich im Wandlungserlebnis der Mitte aufmacht.

Als einen solchen Ruf zur Rückkehr verstehe ich diese Schrift. Sie möchte uns von der modernen Sicht befreien, die ich für falsch halte. Wir Jüngstgeborenen glauben ja immer, die seelische Entwicklung des Menschen sei nur der Widerschein der körperlichen. Darum starren wir, sofern wir überhaupt an den Tod denken, fasziniert auf das biologische Sterben. Darum brauchen wir die Lebensverlängerung zu allen Kosten, ohne nach dem Sinn dieser Verlängerung zu fragen.

Für uns moderne Menschen der westlichen Welt stehen die beiden Lebensbögen des Mystikers gegeneinander. Sie haben sich verkehrt. Das Geistige und das Leibliche berühren sich nur noch zweimal, in der Geburt und im Tod. In der entscheidenden Phase, der Lebensmitte, sind sie nicht in der Tangente aufeinander bezogen, sondern am weitesten voneinander entfernt. Der in der Welt wirkende Mann verliert seine Seele aus den Augen. Jetzt schließen sich die beiden Bögen zu einer Schale, einer sich selbst genügenden Muschel. Die Girlande zeigt jetzt nach unten, die Arkade gegen ihren Sinn nach oben. Der Mensch ist nicht mehr von unten getragen und nach oben hin geöffnet, sondern in sich selbst verkrümmt. Und er weiß nicht mehr, daß die Bögen an einem einzigen Punkt, dem Schnitt der Tangente, die ganze wunderbare Einheit des Menschenwesens in der Schwebe halten.

In diesem Bilde erkennen wir, daß die Einheit des Menschen immer gefährdet ist. Unser Recht, die Materie zu beherrschen, und unsere Verpflichtung, dem Geist zu dienen, streben auseinander. Sterben ist Trennung und Trennung Sterben. Je älter wir werden, um so stärker werden wir darunter leiden.

In mir selbst reißt etwas auseinander. Trennung scheidet nicht nur ein anderes von mir ab. Sie trennt mich von mir. Der Körper beginnt zu versagen da und dort. Die Kräfte nehmen ab. Krankheiten stellen sich ein. Freunde und Verwandte scheiden vor mir hin. Erwartungen enttäuschen, die ich in sie setzte. Erfolge zerrinnen, die ich mit ihnen teilen wollte. Lebenssinn wird fraglich. Indem ich Allein-Sein erfahre, nehme ich Sterben vorweg. Ich bin mir entfremdet.

Sterben um mich her wächst an, kommt auf mich zu. Wird das einmal das endgültige Sterben sein, wenn ich die vollständige Einsamkeit erfahre? Der Trauernde, dem der liebste Mensch entrissen wurde, fühlt sich selbst gestorben. Der dumpfe Schlag, der uns mit der Todesnachricht trifft, entblößt uns gleichsam von uns selbst. So schlimm wie das muß Sterben einmal sein. War der Geliebte nicht meine Seele? Wenn mir Leib und Seele einmal auseinandergerissen werden im Sterben, werde ich die gleiche Qual erleiden.

Aber müßte der Mensch sich selbst nicht besser erfahren, also tiefer bewußtes Leben leben, wenn er ganz auf sich geworfen wird? Der positive Wert der Einsamkeit ist oft beschrieben worden. Aber er wird nur von Menschen erlebt, die frei genug sind, auch das Sterben als einen positiven Wert vorwegzunehmen. Wir wollen hier miteinander überlegen, ob dies möglich ist. Wir wollen Berichte davon hören, daß dies möglich ist.

Sterbensangst und Todesfurcht

Ich habe Angst, weil ich die Zukunft vorwegdenken kann. Mitten im Leben sterbe ich durch diese Angst. »Im Augenblick, wo ein Mensch stirbt, ist der nächste Impuls, ihn liegen zu lassen, wo er liegt, und zu fliehen . . . Die Flucht vor dem Leichnam verrät, daß der Mensch vor allem für sich selbst fürchtet. An der Stätte zu weilen, wo ein Toter liegt, bringt den Lebenden in Gefahr, selbst vom Tode ereilt zu werden.«[1] Die Tiefenpsychologie erklärt den Menschen, der kein Grauen vor dem Tode empfindet wie der Knabe in dem merkwürdigen Grimmschen Märchen »Geschichte von einem, der auszog, das Fürchten zu lernen«, als unmenschlich und vormenschlich.

Bis heute haben die Weisheitslehrer der Völker mit ihrer Mahnung, Sterben und Tod gelassen hinzunehmen, gegen dieses Grauen wenig ausgerichtet. Sie meinen, nicht der Tod, sondern unsere Furcht vor ihm sei menschenunwürdig; der Tod gehöre ja zu uns wie die Geburt. Aber wie könnte gern sterben, wer das Leben nicht verachtet? Der Arzt betrachtet den Tod als seinen Feind. Denn vor ihm muß seine Kunst kapitulieren. Jeder von uns, der seinem sterbenden Mitmenschen nahekommt und nahebleibt, leidet unter der gemeinsamen Hilflosigkeit. Nur durch einen Griff nach der Bibel werden sich nicht viele von ihrer Sterbensangst heilen können.

Zu nachdrücklich spricht sie selbst von ihr. Radikaler kann der Tod nicht gesehen werden als im Alten Testament. Hier gilt er als der Zustand, in dem Gott den Menschen verläßt. Der Tod, heißt es hier, hat seinen Raum im Kosmos, der nicht fern ist: die Grabestiefe des Erdreichs, das Meer und die Wüste. Ringsum ist das Leben umgeben vom Tod. Es gibt kein Jenseits der Himmelsräume zu erhoffen, sondern nur die neue Zeit des Heils, wenn auf dieser Erde der Tod nicht mehr herrscht.

Aber wir müssen zwischen Furcht und Angst unterscheiden. Den Tod fürchtend, scheuen und ehren wir ihn. Wir halten den Abstand, den seine Majestät gebietet. Furcht schlägt erst um in Angst, wenn wir an uns selbst denken und uns vor dem unvermeidlichen Tode zu retten suchen. Dann lassen wir uns überwältigen. Furcht aber ist der Tribut, den wir dem Tabu des Todes zollen. Tabu heißt in der Sprache der neuseeländischen Maori das nach geheiligter Sitte Verbotene. Die Grenze unserer Existenz ist geheiligt und tabu. Kultur hat mit den Riten der Bestattung begonnen, und bis heute entzieht sich kein Mensch diesem Gebot. Der aufgeklärteste Freigeist, für den der Mensch nach dem Tode nichts zurückläßt und nichts ist als ein Kadaver, wird dem Sterbegeleit mit ehrfürchtiger

Miene folgen. Die bösesten Feinde werden die Ehrung des toten Gegners anordnen.

Angst haben wir weniger vor dem Tode als vor unserem Sterben. Seit alters begründen drei Fragen die Sterbensangst: Wann, wie und was danach? Wer weiß, wann es mich trifft? Ich kann den Tod nicht erwarten, ich kann mich nur auf ihn gefaßt machen. Und wie leicht verliere ich die Fassung, gerade indem ich ihn erwarte. Einer kann es in seiner Lebensnot nicht erwarten und legt selbst Hand an sich. Aber Selbstmordhandlung und Sterben-Wollen sind, wie Artur Reiner nachgewiesen hat, zweierlei[2].

Die Ungewißheit, die mir Angst macht, liegt vor allem darin, daß ich mich nicht als gestorben denken kann. Das gilt heute als sichere Erkenntnis der Tiefenpsychologie. Aber schon Arthur Schopenhauer, schon Franz Rosenzweig hat es im »Stern der Erlösung« gesagt[3]. Mich gestorben denken hieße, über den Zeitpunkt verfügen können. Daß dies nicht möglich ist, macht die Frage so bohrend, den plötzlichen Tod so rätselhaft und dämonisch. Er hat die Erwartung der Unsterblichkeit enttäuscht, die unser Unterbewußtsein in Gang hält, obwohl doch Vernunft und Erfahrung mit dem Sterben unserer Mitmenschen ringsum sie täglich widerlegt.

Aber heute, so scheint mir, ist es die Frage nach dem Wie, die den Menschen mehr ängstigt als die Frage nach dem Wann und jene andere, was danach kommt. Wie ereilt mich der Tod, das ist die Frage nach meinem Sterben. Da der Mensch als Individuum einen individuellen Tod hat, gibt es auch so viel Sterbeweisen, wie es Menschen gibt. Wie werde ich sterben?, fragt der Mensch in seiner Angst heute vor allem. »Kurz und schmerzlos«, wie er es sich wünscht, oder unter Schmerzen, wie er befürchtet? Nur wenige Menschen sind so reif, in den Schmerz einzuwilligen und Leiden nicht zu scheuen. Aber auch wer das in seinem Leben vielleicht leistet, wird sagen, es sei sinnlos, daß ein ohnehin zu Ende gehendes Leben noch mit langer Qual belastet werde.

Wir haben Angst, denn sterbend werden wir mit Sicherheit allein sein. So gesellig, immer gewohnt, Hilfe zu empfangen von kleinauf, werden wir diese Sache zuletzt mit uns selbst abmachen müssen. Niemand will und kann uns in dieser Stunde, da das Leben auf seinen Ernstfall kommt, vertreten. Die Parabel vom reichen Jedermann, der in letzter Not bei keinem Freunde Hilfe fand, bleibt durch alle Zeiten gültig. Jedermann hat Angst.

Dieser Jedermann aus der Legende bettelt zum Schluß gar nicht mehr darum, daß ihm der Tod erspart werde. Er bettelt um einen Tag, um eine Stunde, er bettelt um das zeitgerechte Sterben. Seine Angst ist, es könnte noch diese eine Stunde an seinem Leben fehlen, diese eine gelte es nicht zu verpassen, nachdem so viele verpaßt wurden. Die Bitte um das zeitgerechte Sterben drückt unsere Sehnsucht aus, das Leben möchte einen Sinn bekommen, vielleicht noch zu guter Letzt. Aber ist das nicht gerade das Grauenhafte am Tod, daß er das erfolgreichste Menschenleben, sofern er es eben beendet, auch sinnlos macht?

Dreierlei macht uns also das Sterben bitter: die Angst vor den Schmerzen, die Angst vor der letzten Einsamkeit, die Angst vor der Sinnlosigkeit. So sehen wir Sterben voraus. So erfahren wir es heute schon vor dem Sterben. Daß ich sterben muß, nehme ich hin. Es ist die Bedingung meines Daseins. Aber *wie* ich sterben werde, beunruhigt mich. Beunruhigt es mich zu Recht?

Kann man uns sagen: Die Schmerzen nimmt uns heute der Arzneischrank ab, und der Sinnlosigkeit des Todes sollten wir begegnen, indem wir unserem Leben mehr Sinn geben? So bliebe nur die Einsamkeit übrig? Tod sei eben nichts anderes als letzte Einsamkeit. Indem wir ganz einsam werden, sterben wir so, wie einer Kerzenflamme die Luft ausgeht. Aber selbst, wenn nur dies als Nahrung unserer Angst übrigbliebe, ist es mehr, als wir aushalten können: Einsamkeit im Angesicht der Macht, die uns jedes Wort einmal abschneiden wird, ist fürchterlich. Wir sehen der Qual entgegen, daß im Schmerz dieser Einsamkeit unser Leben abgebrochen sein wird, bevor wir alles getan haben, was wir tun wollten und mußten, bevor wir unsere Feinde versöhnt und unsere Freunde getröstet haben.

Wann wird es sein, wie wird es sich abspielen, was kommt danach? Die Ungewißheit, die wir nicht auf sich beruhen lassen können, wird zur Quelle unserer Angst. Ist Sterbensangst unvermeidbar und menschlich, ganz so, wie das Grauen vor dem Tabu des Todes und des Toten seit alters zur Menschlichkeit gerechnet wird? Die offen sich äußernde wie die insgeheim uns verzehrende Angst vor dem Sterben muß um so größer werden, je mehr uns das Bewußtsein einer Ordnung abhanden kommt, die das Leben überschreitet und den Lebenden in Pflicht nimmt, je weniger wahre Kenntnis vom wirklichen Sterben wir haben können, weil wir die Sterbenden und das Sterben aus unserer Welt hinausdrängen, und drittens, je schwerer es uns fällt, aus unserem Unterbewußtsein die Schreckensbilder zu vertreiben, die uns frühere todeshungrige Zeiten überliefert haben.

Schreckensbilder des Sterbens

Unsere Gedanken an Sterben und Tod sind neurotisch belastet. Das Unterbewußtsein schleppt Ängste mit, die uns Jahrhunderte aufgeladen haben. Die Zeitgenossen lösen sich ohne viel Schwierigkeit vom christlichen Verständnis des Lebens, aber zäh hängen sie an den mittelalterlichen Vorstellungen des Sterbens. Das weiß jedermann noch, daß das Gericht auf uns wartet und im Sterben bereits seinen Anfang nimmt. Und Gericht, das ist eine einfache Rechnung, eine unzweideutige Alternative, die Schafe zur Rechten, die Böcke zur Linken, wie es der Herr gesagt hat.

Es hätte guten Grund für die Christen gegeben, den Tod zu lieben, wenn er doch den Weg zum ewigen Reich Gottes eröffnet, den Christus vorangegangen ist. Aber diese Haltung der ersten Christenheit ging bald verloren. Seit Augustinus wurde Sterben als Strafe, der leibliche Tod als Folge des Sündenfalles verstanden. Erst Theologen des 19. Jahrhunderts, etwa Schleiermacher und Ritschl, haben nach Jahrhunderten der Schreckenspredigten über Sterben und Tod den Gedanken gewagt, daß er für die mit Gott Versöhnten nicht mehr den Wert der Strafe habe, sondern ein Mittel der Befreiung aus dem Irdischen sei.

Die Zeiten, in denen der Tod noch anschaulich vor die Menschen trat, haben ihre Spuren in unserer Phantasie hinterlassen. In den zweiunddreißig Pestjahren des 14. Jahrhunderts wurde nach heutigen Schätzungen ein Viertel der europäischen Bevölkerung dahingerafft. Die Seuche kehrte jedes Jahrhundert wieder, erst 1894 wurde ihr Erreger entdeckt. Der Tod kam auf der Klappermähre im schwefelgelben Panzer als apokalyptischer Reiter. Als Sensenmann stand er hinter jeder Tür. Sein Gerippe erschien auf den Grabmälern und Frontseiten der Gebetbücher. Er schwang alltäglich seine Hippe über der Menschheit.

Sie sah ihren Platz unter dem Gericht. Und es war weniger das Gericht des lieben Gottes als das der Schreckensgestalt des knöchernen schwarzen Manns mit den hohlen Augen. Aus dem Erlöser, der die Tiefe des Menschen versteht und sein Wollen erkennt, wurde der unnachsichtig strafende Herr, vor dem der Mensch in den Schutzmantel der himmlischen Maikönigin und in den Arm der Fürsprache gewährenden Heiligen flüchtet.

Das Kollektivbewußtsein dieses mittelalterlichen Erbes spricht in uns mit, wenn wir Heutigen an Tod und Sterben denken. Noch immer sind wir auf die Vorstellungen bezogen, die unsere Vorfahren in ihre Passionslieder hineinmalten. Tod, noch für Luther der böse Feind jeder Nacht, wurde ein Bundesgenosse der Prediger, die doch die Freudenbotschaft auszulegen hatten. Einen Freund und Beistand konnten allein die armen Leute in ihm sehen, die die bösen sozialen Unterschiede der Welt nur in ihm aufgehoben sahen. Die Totentänze an der Kirchenwand, Kalvarienberge und Beinhäuser an den Friedhofsmauern stellten das Bild eines Todes dar, der mit dem Leben nicht zu versöhnen ist.

Und wenn zu Beginn der Neuzeit, die angeblich die Befreiung des Menschen brachte, als erster Johannes von Saaz seinen »Ackermann aus Böhmen« das große Streitgespräch gegen den Tod führen läßt, so bleibt auch er noch im alten Bann gefangen. Zwar mag er den Tod nicht länger als die Erbstrafe für die Erbschuld der Menschheit hinnehmen, nicht länger als ein Gesetz anerkennen, das der gleiche Gott verhängt, der das Leben will. Der Dichter ruft sogar die Schöpfung auf, sich gegen die Macht des Todes zu mobilisieren. Aber die Maßlosigkeit des Grams über den »grimmigen Tilger aller Leute«, der dem Schreiber an Petri Kettenfeier 1400 sein junges Weib genommen hat, zeigt doch zugleich den Fatalismus jener Zeit, die, wie die unsrige heute, eine Zeit »vor Sonnenuntergang« war.

Noch hundert Jahre darauf ist der heute wieder entdeckte Paracelsus an diesem Punkt nicht weiter. Obwohl er, der mystische Arzt und Bruderchrist, der den Stern der Armut und das Reich der Übernatur verkündet voll sehnsüchtigem Erbarmen mit den einsamen Kranken, in seinen vier Arkana, den Geheimnissen des Weisen, uns heute so wichtige Güter lehrt wie Überwindung des Alters, Erneuerung des Leibes, seine Säuberung, Verjüngung, sein Beständigwerden, leistet er doch dem Tode die Tributpflicht der Zeit. Wir sind diesem großen Feind und Würger hilflos und machtlos preisgegeben. So läßt Paracelsus den Tod die Aufteilung der Reiche verfügen: »Des Himmels Thron den guten Geistern, der Hölle Grund den bösen; das irdische Land hat Gott uns zum Erbteil gegeben.«

Diese Todesmystik werden wir schwer los. Nicht die Renaissance, nicht die Aufklärung, nicht das liberale 19. Jahrhundert ist dem beigekommen, was da den Bodensatz unseres Vorwissens bildet: der Tod ist der Feind schlechthin und Sterben darum schrecklich, beängstigend, schmerzvoll und bedrohend. Ein Professor der protestantischen Dogmatik hat noch im Jahre 1953 im norwegischen Rundfunk an die Adresse »unbekehrter« Zuhörer den Satz gerichtet: »Du weißt, wenn du tot zu Boden stürztest, würdest du direkt in die Hölle stürzen« und mit ihm einen Streit entfacht, der jahrelang sein Volk bewegte[4].

Dereinst nicht in Todsünde ins letzte Stündlein zu kommen, war generationenlang das Lebensziel vieler frommer Christen. Aber welcher Kirchenlehrer eigentlich korrekt weiß, worin sie besteht, und ob es nicht vor allem Sünde ist, von Sünde zu sprechen und nicht zugleich von der Vergebung, die Christus brachte, das blieb diesen Frommen meist unbekannt. Und so kann es kaum anders sein, als daß sie mit Zittern in ihr Sterben hineingeraten. Jesus in Gethsemane sei das Beispiel der Todesangst? Aber er hat nicht vor dem Tod gezittert, sondern wegen der Größe seiner Aufgabe, die er im Sterben erfüllen sollte. Angst, wie wir sie beschrieben haben und uns noch immer machen, widerspricht seinem furchtlosen Geist. Fromme Heiden, etwa Sokrates, haben uns gezeigt, daß der Mensch unter den widrigsten Umständen ohne Angst sterben kann. Und wir werden sehen, welche Gegenkräfte in unserer Seele bereitliegen, alle Schreckensbilder von Sterben und Tod von uns zu weisen.

Ohnmächtig unter die Hand seiner Mörder getan, hat Dietrich Bonhoeffer im Scheitern seines Lebens ein Sterben geleistet, das uns Freiheit gegenüber den wirklichen Höllenschrecken dieses Äons bezeugt. Der Arzt des Konzentrationslagers Flossenbürg berichtete darüber so:

»Am Morgen, etwa zwischen fünf und sechs Uhr, wurden die Gefangenen, darunter Admiral Canaris, General Oster ... und Reichsgerichtsrat Sack aus den Zellen geführt und die kriegsgerichtlichen Urteile verlesen. Durch die halbgeöffnete Tür eines Zimmers im Barackenbau sah ich vor der Ablegung der Häftlingskleidung Pastor Bonhoeffer im innigen Gebet mit seinem Herrgott knien. Die hingebungsvolle und erhörungsgewisse Art des Gebets dieses außerordentlich sympathischen Mannes hat mich auf das tiefste erschüttert. Auch an der Richtstätte selbst verrichtete er noch ein kurzes Gebet und bestieg dann mutig und gefaßt die Treppe zum Galgen. Der Tod erfolgte nach wenigen Sekunden. Ich habe in meiner fast fünfzigjährigen ärztlichen Tätigkeit kaum je einen Mann so gottergeben sterben sehen.«[5]

Alles Sterben betrifft uns

Wir Menschen unter der Glasglocke des Wohlstandes sehen und sehen nicht. Eine Unzahl von fein eingespielten Mechanismen der öffentlichen Fürsorge wahrt das Tabu und schafft uns den Tod vom Halse. Wenn der weiße Wagen an uns vorüberschrillt, weil es schon wieder einen erwischt hat, zucken wir am Steuer wohl zusammen. Aber schon der zweite Gedanke, während wir wieder Gas geben, schenkt uns Trost: Sie fahren ihn schnell aufs weiße Bett; die in der Klinik werden dem armen Teufel schon helfen. Was zum Tabu gehört, räumt man täglich beiseite. Keine Trauerzüge mehr durch die Stadt, kein Schmerzensschrei in unser Ohr, selten die Jammergestalt des Bettlers, die Friedhöfe weit draußen. Der Tod, der mich betrifft, ist ausgewandert aus der Welt unseres Alltags. Wir haben Spezialisten dafür.

Um so mehr haben wir in der Zeitung zu lesen und auf dem Fernsehschirm zu sehen. Da muten wir uns täglich den Unfall und so oft Massensterben und Sterbemassen zu. Wir können die Augen nicht schließen. So gut waren wir noch nie informiert. Aber nun geschieht das Merkwürdige: Die Menge der Informationen bringt uns nicht besser zu unserer Form. Sie hindert uns sogar daran, Menschen von der Form des Menschen zu sein. Wir sehen mit eigenen Augen, was fern hinten bei den Völkern mit der farbigen Haut gelitten wird, und wir sehen es nicht.

Es sei zu viel. Es übersteige Menschenmaß. Alles Sterben lasse sich nicht nachvollziehen. Wir würden uns identifizieren, wenn die Mutter und der Bruder stirbt, Teile von uns selbst. Aber Tausende im Chinesischen Meer? So sprechen wir. Und kaufen uns mit einer Spende frei. Je mehr es sind, um so weniger fällt der einzelne ins Auge. Das bittere Sterben da draußen wird für uns zu einem animalischen Vorgang, zu einem Sagenhören, einem Grollen der Geschichte, die mit Staatsuntergang und Völkertod ihre Seiten im Lesebuch hat. Aber wir wissen natürlich, daß eines Menschen Sterben — und sei er ein Kind oder ein Wilder, wie wir früher die da draußen nannten, und sei er auf der Schlachtbank der Napalmsaaten verreckt – niemals ein animalischer Vorgang ist.

Moderne Soziologen wollen uns das glauben machen. Sie behaupten, der heute mögliche massenhafte Tod entziehe dem Sterben seinen individuellen Charakter[6]. Aber der Begriff Masse drückt, auf den Menschen bezogen, nur eine Beziehung aus. In bestimmten Zusammenhängen, in Beziehung zu anderen Menschen und Verhältnissen, Herrschaftsordnungen und Ansprüchen kann der Mensch geistige Freiheit aufgeben müssen, aber nie in jeder Hinsicht und wohl nie zu allen Zeiten seines Daseins in sich selbst Masse werden. Sonst würde er ja als Mensch untergegangen sein. Nie kann über den Menschen ganz verfügt werden. Dieser Glaube ist durch Materialismus nicht widerlegbar. Auch die Vision einer übervölkerten, an ihren Menschenmassen erstickenden Erde bleibt eine Frage an den Menschen. Wenn nicht der Mensch, sondern nur die Masse entmenschter Menschen übrigbleibt, verliert die Sache ohnehin ihren Schrecken. Denn nur der Mensch als Mensch erfährt sie. Schon Laotse hat gesagt: »Der Grund, warum ich große Übel leide, ist, weil ich ein Ich habe. Wenn ich kein Ich hätte, welche Übel gäbe es dann noch?«

Jedes Sterben eines Menschen ist also individuelles Sterben. Wir wollen nur nicht sehen, was wir wissen, und nicht erkennen, was wir sehen. Es sind immer nur die ersten Sekunden der Nachricht. Dann gewinnt die Zufriedenheit wieder Oberhand, daß es uns ja noch immer nicht betrifft, weil eben dieser Tod draußen ist und noch einen weiten Weg vor sich hat, bis er »mitten unter uns« wäre, wie er es doch nach dem Wort Rilkes immer schon ist. So bleibt das alles der Leinwand-, der Bildschirm-, der Zeitungstod für uns. Und gerade die große Menge der Nachrichten über den Tod draußen bewirkt es, daß wir uns abschirmen und den Tod in sein Tabu zurückdrängen, in dem ihn die primitiven Kulturen halten.

Aber wenn wir es tun, sind wir primitiver als sie, um das Wort in seiner falschen, schlechten Bedeutung zu gebrauchen. Der ursprüngliche Mensch der primitiven Kulturen bezieht wie das Kind alles auf sich. Er muß den Tod des anderen fliehen, weil er ihn schon als den eigenen mit- und vorauserlebt. Wir Konsumenten von heute nehmen alles ein, werden aber immer unfähiger, irgend etwas auf uns zu beziehen. Die Augen, die Hände, der Magen schlingen ein, die Seele bleibt unbetroffen.

Arnold Toynbee hat davon berichtet, daß die amerikanische Bürgerfamilie das ihr auf dem Fernsehschirm unverhüllt gebotene Sterben in Südostasien als etwas Unwirkliches konsumiert hat und Sterben gar nicht als Sterben realisiert, weil sie allabendlich an die Schauspieler auf dem gleichen Bildschirm gewöhnt ist, die ihr Sterben kunstreich und geübt vorspielen[7]. Tod ist in diesem Milieu etwas, was »man sich vormacht«, ein »finish« entsprechend der sportlichen Regel, nach dem sich die Objekte der Show flugs wieder erheben, um sich die Hände zu schütteln. Die Kinder unserer Generation sehen Sterben so häufig wie wohl kaum jemals Kinder zuvor, die des Dreißigjährigen Krieges ausgenommen. Aber sie sehen eigentlich nichts. Denn man bietet ihnen nur den kalkulierten Revolvertod-Unfall der mit Mord beginnenden und mit Mord endenden Kriminalreißer, während der kranke Großvater, dessen Sterben ihnen lehrreich werden könnte, von ihren Augen fort schnell in die Sterbeklinik gefahren wird. So kann das photographierte Massensterben der Nachrichten-Magazine wie das genüßlich konsumierte Massenspiel der Totschlag-Schausteller uns auch das Einzelsterben verdecken, weil wir abstumpfen. Wenn wir auswählen, wann wir weinen, werden wir eines Tages wohl auch gar nicht mehr weinen und eines späteren Tages nicht einmal mehr weinen können.

Sehnsucht und Todestrieb

Aber wenn ich mich abschirme, verberge ich mich. Wenn ich mich verberge, habe ich Angst. Wir sind so aufgeklärt. Doch die Seelenärzte sagen übereinstimmend, daß die Menschen heute von viel mehr Todesangst geplagt sind als in früheren

Zeiten. Unser Bewußtsein hat viele Schichten. Dicht unter seiner Oberfläche, wo wir so kunstreiche Verstecke errichten, ist die Macht der Todesgötter am Werk.

Mit dem Tabu ist es wie mit dem Gesetz bei Paulus: es zieht an und schreckt; wir sollen und wollen es halten, aber müssen es brechen. Dieser Zwiespalt ist unserer Generation nicht erspart, ihr, die sich so ganz im Hellen glaubt. Im Bewußtsein ist beides: obenauf, verdrängt oder eingestanden, die Angst vor dem Sterben, vor den Schmerzen, der Einsamkeit, der Sinnlosigkeit, die wir im Sterben vermuten; darunter, verdrängt oder rauschhaft genossen, Todessehnsucht mit ihren vielen modernen Gestalten, Bruch der Tabus auf alles Risiko und alle Kosten.

Noch immer preisen wir die Jugend als das allein lebenswerte Alter. Wir wollen alle ewig jung bleiben und lassen uns Gesicht und Körperfalten korrigieren, um ja niemanden wahrnehmen zu lassen, daß wir um unsere Falten gelitten haben. Aber plötzlich wird zugleich Tod unsere Gegenwart. Die gleiche junge Generation, die doch das Alter lebt, das wir verewigt sehen möchten, trägt lila und schwarze Trauer, Romantik macht sich breit, die Sehnsuchtgestalt des Geistes, Nostalgie. Die Selbstzerstörer treten auf, Melancholie, Schwarz- und Schwermut, ja Verzweiflung erhebt sich mitten in der noch immer kaum beschädigten Überfluß- und Überdruß-Gesellschaft. Das Bewußtsein, das mittags noch wenig außer Jugend, Leben, Genuß kennt, saugt sich abends voll mit der schwarzen Schönheit der Medusa, den absurden Metamorphosen Satans, der halbverdauten Traumtänzer-Weisheit aus dem Himalaja, dem fatalen Symbolismus der Astrologen ohne Stern und den Schauergeschichten der Spiritisten ohne Geist.

Wie in unserer Faust, die sich schließt, haben wir alles zusammen: das Wissen von der Süße des Lebens und der Unentrinnbarkeit des Todes, die immer bessere Kenntnis der Vergangenheit und das Unvermögen, ihr gleichzukommen, die Resignation über den Sinn allen Fortschritts beim Fortbestand der Bequemlichkeiten, die er brachte, kurz das Gefühl, alles zu haben und doch nichts in der Hand zu halten, reich und arm zugleich zu sein, den Tod zu scheuen und in einem zu wollen, ja, genaugenommen: schon tot zu sein, weil Sterben gewiß ist und weil wir nichts mehr anerkennen wollen, was über das Sterben hinausführt. Dem Augenschließen vor dem Sterben der vielen draußen widerspricht unser Wille, massenhaft zu töten, neue Foltermethoden zu erfinden und unsere Kinder einem Sadismus auszusetzen, der den Tod nicht denkt und zählt, sondern, neugierig auf das Leiden des Mitmenschen, preist und anpreist.

Merkwürdig ist es nicht, daß diese fatale, müde Todessehnsucht aufkam. Was wird den Menschen eigentlich angeboten? Welche Wünsche tragen das Leben? Wem das Christentum entfremdet wird, weil die Kirchen mehr mit ihrer als mit der frohen Sprache Jesu herauskommen, sieht weit und breit nur pessimistische Lebensdeutung. Philosophisch ist die herrschende allmächtige Naturwissenschaft noch kaum über Charles Darwin und Sigmund Freud hinausgelangt. Für Charles Darwin war der Tod nur der Schnitt, mit dem sich die Natur Raum für neues Leben schaffen muß. Sigmund Freud hat das Leben, fast ebenso trostlos, als Triebspannung beschrieben. Aus dem Anorganischen hervorgegangen, strebe es danach, dorthin wieder zurückzukehren. Nicht einmal Fortschritt und Entwicklung sind im Blick, nur Umwege zum Tode durch den Triebausgleich, der freilich immer komplizierter wird, je höher das Lebewesen steht. Am liebsten würden wir alle, nach Freuds Alterstheorie, unverzüglich durch Ausgleich unserer Triebspannungen in den Schoß der anorganischen Natur, in unseren Tod zurücksinken, aber leider müssen wir erst durch Machttrieb, Geltungstrieb, Selbsterhaltungsdrang unseren Todesweg sichern. So kann auch alles Hohe, was im Menschen ist, gedeutet werden, so muß es gedeutet werden, wenn das Leben kein Über-sich-Hinaus und darum keine Tiefe kennt, die seinen Einsatz lohnt. Was wäre die Liebe? Das wichtigste »Lustprinzip«, das die Triebspannungen, die das Leben ausmachen, herabmindert.

So stellen wir diesen Widerspruch fest: Unsere Gesellschaft verdrängt den Tod und vergöttert ihn in einem; wir haben

Angst vor dem Sterben und ersehnen es zugleich als den letzten Fluchtweg. Auf diese Weise begegnet der magisch befangene Mensch dem Tabu. Und diese Haltung entspricht genau der uns beherrschenden säkularen Idee vom Menschen. In der Spanne zwischen Geburt und Tod soll sein Lebenssinn darin bestehen, seine Triebe dem Kollektivtrieb der Gesellschaft anzupassen. So meinte es Freud, so meinte es die noch immer vom Geist mechanistischer Naturwissenschaft beherrschte abendländische Gesellschaft. Der Mensch soll sich anpassen und damit dem ökonomischen und sozialen Kollektivziel der klassenlosen Völkergesellschaft dienen. So will es der Marxismus. Der Mensch soll sich anpassen, um sich dem Ruhm seiner Nation zu opfern. So wollte es der Mann aus Braunau, und so will es der Faschismus von heute und morgen.

In jedem Falle wird dem Menschen alles abgeschnitten, was über seinen Nutzeffekt und seine Leistung hinausreicht, und damit die Herrschaft des Todes anerkannt. Der Tod muß in Angst und Scheu vergöttert werden, wenn im Menschen nichts mehr gesehen wird, was über seine Erscheinung hinaus auf eine »ewige« Bestimmung hinweist. Dann ist in der Tat der Tod die Allmacht. Er begrenzt den Menschen. Ihm ist er verfallen. Unter diese Macht gebeugt, erfährt der Mensch sein Sterben vor dem Sterben.

Es sei denn, er betäubt sich, schirmt sich ab gegen diese Wahrheit, flieht. So entsteht dann der Teufelskreis: Wo der Mensch auf den Nutzen seiner Daseinsspanne zurückgeschnitten wird, wo er die Ewigkeit, die er doch ist, nicht leben kann, muß er den Tod verdrängen, um überhaupt zu bestehen. Die Verdrängung wird zum Ausdruck seiner Angst. Und diese wiederum hindert ihn daran, seine Ewigkeit und Fülle zu leben.

Halten wir es, daß es so mit den meisten Menschen heute steht, nicht nur dieses Vorwort lang aus, sondern nehmen wir es mit durch den Weg, auf den wir uns jetzt miteinander begeben wollen. Unsere Absicht ist es, den Blick von der Schreckgestalt nicht fortzuwenden. Wir wissen nicht, wann wir sterben. Das bleibt Gegenstand der Sorge, etwa für den, der andere unversorgt zurückläßt. Aber wir können etwas darüber sagen, wie wir sterben werden, mehr, als wir bislang wußten. Und da sich die größte Angst auf das Wie des Sterbens richtet, könnte sich wohl Sterben selbst für uns wandeln, wenn wir hier Aufklärung leisten.

Das Kind muß erst das Gruseln lernen. Kaum vor dem neunten Jahre weiß es sicher, daß alle Menschen, auch es selbst, einmal sterben müssen, vom zwölften an übernimmt es die schönfärbende Sprache der Großen, aber noch bis zum Ende der Pubertät bleiben ihm Sterben und Tod in die tröstenden Bilder der Tradition eingebettet. Aber wir können nicht bleiben wie die Kinder, wenn wir auch werden sollen wie sie. Das ist der Unterschied: es wieder werden, nachdem wir es gewußt haben und indem wir glauben. Jetzt müssen wir das Gruseln aushalten.

Spätestens in der Krise der Daseinsmitte, sagte ich, weht den Menschen die Gewalt des Todes an. Wir beginnen, an jedem eilenden Fluß, bei jeder Todesnachricht eigenes Sterben vor dem Sterben zu erleben. Im Sterben, so fürchten wir, erwarten uns die bittersten Schmerzen, die letzte Einsamkeit und das Scheitern im Verlust des Lebenssinnes. Von uralten Schreckensbildern ist unser Gedanke an das Sterben neurotisch belastet. Darum fliehen wir den Anblick des Todes und werden doch zugleich von ihm angezogen. Die meisten von uns verdrängen ihn heute und vergöttern ihn morgen. Wir dienen und huldigen ihm. Wenn es darüber hinaus nichts zu wissen gibt, wird er, das große Tabu, die Summe unseres Wissens, das Ziel des Weges, letzte Bestimmung, unbestreitbare Gültigkeit. Er ist allmächtig für die meisten in dieser Zeit und allgegenwärtig für uns alle:

»Der Tod ist groß.
Wir sind die Seinen
lachenden Munds.
Wenn wir uns mitten im Leben meinen,
wagt er zu weinen
mitten in uns.«[8]

Sterben von außen gesehen

Die Seele geht voran

Ich verändere mich im Verhältnis zur Welt. Die Welt verändert sich im Verhältnis zu mir. Ich teile mich mit. Ich empfange Mitteilung. Das heißt Leben: Ich und Du verändern sich, wir nehmen aneinander teil. Der Tod beendet unsere Veränderung, er zwingt uns zu verstummen. Daher ist der Tod kein Ereignis im Leben.

Das Sterben gehört jedoch noch in das Leben hinein. Es ist dessen letzter kritischer Teil. Sterben ist das Stück Leben, das zum Tode ausgeht. Da alles Leben zum Tode läuft, ist, genaugenommen, wie wir es uns schon klargemacht haben, alles Leben ein Sterben. Medizinisch ist Sterben jedoch der allerletzte Abschnitt des Menschenlebens. Wann beginnt er?

Dies ist vom Beobachter ebensowenig genau festzustellen wie der Augenblick des Todes. Sterben kann Sekunden, Minuten, Stunden, Tage dauern. Lew Landau starb drei Monate lang[9]. Nicht selten kann der Arzt heute Sterben aufhalten, verzögern, ja abbrechen, so daß für dieses Mal kein Sterben mehr ist. Die Medizin versetzt heute Sterbende aus ihrem Sterben wieder ins Leben zurück. Wir können, an einer unheilbaren Krankheit leidend, dem Tod verfallen sein. Dann wissen wir jahrelang, daß wir sterben, vielleicht »bald« sterben. Dennoch ist diese Gewißheit und dieses schmerzliche Warten nicht unser Sterben.

Sterben beginnt vielmehr mit dem akuten Stadium, das im Krankenhaus Terminalphase genannt wird. Der Arzt hat erkannt, daß er diesen Menschen nicht mehr heilen kann. Er kann nur noch versuchen, Leiden erträglich zu machen. Das heißt nicht, daß er nicht weiterhin alles täte, um die Krankheit zu bekämpfen. Aber das Ziel der Bemühung wird nun neben dem Objekt Krankheit viel ausdrücklicher das Subjekt Patient sein. Dies wirft für beide Seiten Probleme auf. Der Arzt und seine Helfer sind mit ihrer Kunst am Ende. Das ist in jedem Falle eine schwere Belastung. Das ganze Haus weiß, wer ein solcher Patient auf Termin ist. Dieser selbst weiß es in der Regel viel eher, als man es ihm ansieht. Sterben beginnt seelisch für ihn mit dem Augenblick, wo er sich für eine nahe Frist darauf einstellt, ob nun negativ oder positiv oder ob beides im Streit miteinander. Dieses Sich-darauf-Einstellen ist eine Schwerarbeit seiner Seele.

Aber die Unterschiede sind groß. Einer kann, wie ich sagte, lange sterben, ein anderer sekundenschnell, ein dritter scheint gleichsam gar kein Sterben zu haben. Durch Sturz, Unfall, feindliches Geschoß kann ein Körper zerschmettert und zerrissen werden, ohne daß der Mensch im genauen Sinne durch sein Sterben ging. Er fiel tot um, lautet der Bericht. Dennoch sagen wir: Er ist gestorben. Er ist gestorben, ohne daß er doch jemals hätte sagen können: Ich sterbe. Dieses plötzliche Sterben, das bereits im Augenblick des Eintritts an sein Ziel kommt und gleichbedeutend ist mit Tod, wurde in allen Zeiten, die sich weigerten, ein oberflächliches Leben zum Ideal zu erheben, als das Schlimmste gefürchtet, was einem Menschen widerfahren kann. Das steht im Gegensatz zu der Furcht, die der Mensch in der Regel vor dem Sterben hat.

Gleichsam gegen diese Furcht an sagt er sich, ihm werde etwas Wesentliches genommen, wenn ihm das Erlebnis der letzten Stunde genommen wird. Immer wieder wurde sogar behauptet, diese letzte Stunde sei die wichtigste des Lebens überhaupt. Sie dem Menschen nehmen heißt dann soviel wie: ihm die Erfüllung seines Lebenssinnes rauben. Im Rahmen dieses Denkens erscheint die Behauptung, Sterben sei ein Vorgang, zu blaß. Kommt Sterben nicht einer Tätigkeit des Sterbenden näher? Darauf weist uns auch die Sprache hin. Sie benutzt ein aktives Verbum: ich werde nicht gestorben, ich sterbe. Sie benutzt sogar ein transitives Verbum: ich sterbe meinen Tod. Sie denkt an ein zielgerichtetes, vom Sterbenden ausgehendes Tun, einen Vorgang im Sinne von Vorgehen.

Es geht im Sterbenden etwas vor. Aber er geht auch im Sterben auf etwas vor, auf etwas zu. Die Art unseres Sterbens ist nicht nur aus den medizinischen Gründen der Todesursache verschieden. Wir sind verschiedene Menschen. Das eigene Sterben ist Ausdruck unseres je eigen-artigen Lebens, und unter den Todesursachen ist eine die eigenartigste und eigenwilligste. Sie wird in keiner Statistik aufgeführt. Es gibt Mediziner, die sie nicht anerkennen. Andere bringen zahllose glaubwürdige Zeugnisse bei, und die Erfahrung der Jahrhunderte macht sie unbestreitbar: Der Mensch kann am gebrochenen Herzen sterben.

In den Herzsanatorien werden zur Abschreckung in schöner Regelmäßigkeit die Faktoren des Herzinfarktes aufgezählt und behandelt: Blutzucker, Überdruck, Streß, Nikotin. Aber warum einer gerade an diesem Tage zusammenbricht, warum ein anderer trotz aller Schädigungen nicht zusammenbricht, das kann nicht gesagt werden. Warum stirbt die Mutter, wenn der Sohn nicht nach Hause kommt? Sie stirbt, weil er nicht nach Hause kommt. Aber warum? Auf dem Obduktionstisch gibt es für vieles keine Erklärung. Der Anatom kann oft nicht beantworten, warum bei diesem Leiden gerade jetzt der Tod eintrat, und oft ist seine Ursache überhaupt nicht zu klären. Wir haben Namen dafür, die diese Unklarheit abdecken, aber wir wissen dann eigentlich nichts.

Der Grund ist nicht allein, daß offenbar die Methoden heutiger medizinischer Wissenschaft noch nicht ausreichen, um den Zusammenhang von Ursache und Wirkung in jedem Falle zu erklären. Wir sehen vielmehr noch nicht genügend, daß das

Sterben wie die Krankheit in den meisten Fällen, die nicht plötzliches Sterben und plötzlichen Tod durch äußere Einwirkungen bringen, die menschliche Seele mitbeteiligt und von ihr mitbegründet, ja oft allein begründet ist. Fast jedes Sterben geht von der Seele aus. Es gibt die Ansicht, daß sogar das, was wir natürliche Todesursache nennen, der Verschleiß unserer Organe im lebenslangen Gebrauch, durch unsere Seele herbeigeführt werde. Eigentlich ist dieser Gedanke nicht schwer nachzuvollziehen, sehen wir doch im Prozeß des Alterns die psychologischen Gründe auf der Hand liegen. Der eine wird bei schwachem Körper, weil er Lebenswillen, Mut zu wichtigen Aufgaben, seelische Erneuerungsfähigkeit, Glauben und Vertrauen besitzt, um Jahrzehnte länger frisch bleiben als manch anderer, der immer von Gesundheit strotzte.

Menschen können buchstäblich an der Angst sterben. Verbrecher sind vor der Hinrichtung tot zusammengebrochen. Schwere Schuldgefühle haben zum Tode geführt. Versagen im Beruf, einseitige Tätigkeit, Langeweile, Freudlosigkeit des Lebens führen zu Krankheit und vorzeitigem Sterben, die höhere Sterbewahrscheinlichkeit pensionierter Beamten ist statistisch erwiesen worden. Wo Hoffnung nicht mehr realisierbar erscheint, wächst die Bereitschaft der Seele, Todeskrankheiten in den Körper einzulassen. Man kann den Selbstmord als den Extremfall dieser Bereitschaft betrachten. Umgekehrt kann die Hoffnung einen Menschen vor dem Sterben bewahren und sogar aus dem Sterben retten. Wir beginnen heute erst diese Zusammenhänge zu untersuchen, sind aber noch weit davon entfernt, der Realität der Wechselwirkung von Körper und Seele und der hohen Bedeutung seelischer Faktoren im Vorgang von Krankheit und Sterben therapeutisch Rechnung zu tragen.

Der medizinische Tod

Die Seele, so glaube ich und lese es in überzeugenden Sterbeberichten, geht nicht selten voran im Sterben. In diesem Sinne ist Sterben für mich ein Vorgehen, ein Vorgang. Der Arzt denkt jedoch an diesen Vorgang im Sinne von »es geht etwas vor«, mit Anfang, feststellbaren Phasen und unvermeidbarem Ausgang des Lebens ins Nichts des Lebens, den Tod. Er möchte und muß zu ergründen suchen, was dieses »etwas« ist, das da vorgeht. Er sieht einen pathologischen Prozeß in das Stadium treten, in dem der Mensch nur noch Leidender ist, also die Freiheit seiner Entscheidung verliert, weil die Krankheit alle Kräfte des Organismus in Anspruch nimmt. Der Patient verliert – so meint seine Umgebung wahrzunehmen – zusehends die Ich-Qualität, wird immer mehr reines Objekt, bis er es im Tode für uns ganz ist.

Sterben nennt die Medizin den Prozeß des Zerfalls der Integrität, der Ganzheit und Einheit des Menschen. Als der einzige Maßstab dieses Zerfalls gilt unbestritten das Bewußtsein. Der Prozeß führe zum unwiederbringlichen Verlust des Bewußtseins. Nach und nach verlöschen die vegetativen Tätigkeiten, die menschliches Leben bedingen, Atem, Puls, Hirn. Von diesen dreien gilt heute in der Medizin die Hirntätigkeit als das wichtigste Merkmal für die Beendigung des Lebens und den Ausgang des Sterbens in den Tod. Der individuelle Tod wird heute festgestellt, wenn das EEG, das Elektroenzephalogramm, Gehirnströme nicht mehr anzeigt. Es gibt andere Organe, deren Ausfall und Verlust der Mensch nicht übersteht, Lunge, Leber und Niere. Immerhin haben wir schon gelernt, die Niere auf längere, das Herz auf kurze Zeit zu ersetzen, und Kreislauf und Herz können reanimiert, wiederbelebt werden. Wie immer aber der Mensch geschädigt ist, sein Tod vollzieht sich zuletzt im Gehirn.

Denn die Hirnzellen verfallen sofort, wenn ihnen kein Blut mehr zugeführt wird. Und zwar derjenige Teil am schnellsten, der der wichtigste ist. Wichtiger für den Eintritt des Todes, den der Arzt feststellt, als das Stammhirn ist aber das dem Menschen eigentümliche Organ, das Großhirn, vermutlich der Sitz unseres Bewußtseins. Der Mensch stirbt also medizinisch an dem Organ, das ihn als Menschen auszeichnet und als Lebewesen unterscheidet. Das Leben des Menschen sei beendet, erklären Medizin und positivistische Philosophie gemeinsam, wenn er kein Bewußtsein mehr davon hat, daß er lebt.

Was das aber nun heißt und was es nicht heißen sollte, werden wir an den Mitteilungen prüfen, die sterbende Menschen selbst gemacht haben. Es wird dann auch grundsätzlich gefragt werden müssen, was denn das Bewußtsein eigentlich ist und wie es sich im Sterben verändert. Schon vorab müssen wir aber sagen, daß wir uns auf jeden Fall mit einer so einfachen Auskunft nicht zufriedengeben können, denn beide Begriffe, der Begriff Leben wie der Begriff Bewußtsein, sind unklare Allgemeinbegriffe, die ihre Wahrheit erst hergeben, wenn wir sie entfalten. So gibt es Autoren, die behaupten, im Schlaf, den die alten Völker ja den kleinen Tod nannten, sei das Bewußtsein des Menschen ausgelöscht, andere sagen mit gutem Grund, daß dies keinesfalls so sei. Aber jedermann muß zugeben, daß wir jedenfalls im Schlaf kaum wissen, daß wir leben. Nach jener Definition wären wir also im Schlafe tot. Eher hätten wir zu sagen, im Schlaf erobere sich unser Bewußtsein auf eine immer noch nicht erklärte Weise andere, unbekannte Räume. Auch im Sterben ist das der Fall, wie wir sehen werden; aber wiederum ist es hier auf ganz andere Weise der Fall als im Traum; auch scheint es so zu sein, daß die Arbeit des menschlichen Bewußtseins im Sterben von der Art des Sterbens und der Sterbeursache abhängig ist.

Der Begriff der Natur findet am Menschen seine Schranke. Darum kann der Tod des Menschen im strengen Sinne niemals ein natürlicher Tod sein. Unbelastet von dieser Debatte teilen die Mediziner Sterben zunächst noch immer grob ein in ein natürliches und ein unnatürliches Sterben, den Tod in den unvermeidbaren, uns als Menschenlos verhängten sogenannten natürlichen Tod aus Altersschwäche und den vermeidbaren oder doch aufschiebbaren unnatürlichen Tod durch Unfall und

Krankheit. Montaigne hielt aber gerade diesen Tod für den natürlichen, weil er der weitaus häufigste ist, und den anderen, den Tod durch Altersschwäche, für den unnatürlichen. Er hat damit auch heute, im Zeitalter so hoher Lebenserwartung, recht behalten. Tatsächlich stirbt in den westlichen Ländern medizinisch fast niemand mehr an Altersschwäche. Für die Bundesrepublik wird die Zahl heute mit weniger als 20000 im Jahr angegeben, das sind noch nicht einmal 3 Prozent aller Sterbefälle. Je besser nämlich die medizinische Versorgung in einem Lande ist, um so seltener wird diese Diagnose gestellt. Sie gilt heute als Ausweis medizinischer Unkenntnis. Auch der alte Mensch stirbt an einer Krankheit, nach dem Ethos der Medizin also an einem vermeidbaren Unfall der Natur, also unnatürlich. Und die Ärzte hoffen, in Zukunft noch viel mehr Krankheiten verhüten zu können, als es heute schon geschieht.

Wie weit können sie das Leben verlängern, wo läge dann doch die natürliche Grenze des Lebens? Die Spekulation kennt keine Grenzen. Aber schon heute stellen sich schwerwiegende ethische Fragen einem grenzenlosen medizinischen Fortschritt in den Weg, und nicht zuletzt vom Thema dieses Buches her. Wenn Sterben noch ganz andere Seiten hat, als sie der Außenstehende erkennen kann – und im Falle des Sterbens ist auch der Arzt ein Außenstehender –, dann würden wir auch über natürlichen und unnatürlichen Tod und über Lebensverlängerung anders zu sprechen haben.

Das anonyme Sterben

Die Lebensangst des Zeitalters finden wir darin wieder, daß wir die Krankheit als das Zeichen unserer Vergänglichkeit in die Klinik und den Tod in ihr Sterbezimmer verbannen. Wer schon einmal im Krankenhaus oder gar auf der Intensivstation war, hat erlebt, daß gerade dort, wo es doch am allerwenigsten erwartet werden sollte, das Thema Sterben und Tod so hilfreich wie beharrlich umgangen wird. Der Tod ist hier allgegenwärtig, aber auf das kunstreichste versteckt. Die Welt der modernen Klinik, die es doch jeden Tag mit ihm zu tun hat, erstrahlt in festlichem Weiß, und die Eingeweihten reden hier nur auf lateinisch von ihm, als gehöre er einem vergangenen Zeitalter an. Die neben mir im Bett, sie alle vier, die dann morgens nicht aus dem Sterbezimmer zurückkamen, wenn ihre Nacht gekommen war, wurden einer um den anderen in diesen acht Wochen um ihr Sterben betrogen. Wir werden davon zu reden haben, wie das geschieht.

Sterben ist mitten in meinem Leben. Ich erfahre es in meiner Seele. Aber wenn ich es dann in seiner deutlichsten, der körperlich erfahrenen Gestalt vor mir habe, wende ich mich ab oder doch nicht aufrichtig zu. Nicht nur die Kranken und ihre Pfleger, auch die Besucher haben Mühe, von dem Tod zu sprechen, der dort, im Krankenhaus, geleistet werden soll. Wir müssen uns vom Nebenbett aus nur einmal die Familien ansehen, wie sie in ihrem Sonntagsstaat hereintreten, den Arm voll Blumen, die den Schwestern nur Arbeit machen, und auf allen luftfrischen Gesichtern das gleiche Lächeln, das dem Vater verkündet, es werde nun bald alles gut werden. Vielleicht war in ihm schüchtern gegen den Brauch der Wunsch aufgestiegen, nun, da seine Ahnung unabweisbar wurde, mit den Seinen endlich einmal zur Sache zu kommen, dieses lange Leben miteinander zusammenzufassen und ein gutes Wort zu sprechen, das mehr bedeuten und länger bleiben würde als die Photographie. Aber sie durchbrechen seine Isolierung nicht, sie plaudern und fragen nach dem Essen. Und auch später, wenn sie dann einzeln kommen und nur noch flüstern, weil es ernst geworden ist, gelingt es ihnen selten, aus dem Bann auszubrechen, den die Gesellschaft verhängt hat: Man spricht nicht darüber. Wir möchten Sterben anonym haben, das heißt, ihm keinen Namen geben, es nicht zur Sprache bringen.

Auch der Sterbende selbst steht unter diesem Bann. Er hat nur noch Gesten dafür. Ein verhülltes Wort, das sie nicht verstehen. »Wie die Amsel wieder singt«, flüstert er. Aber er meint: »Das ist wohl das letzte Mal.« Und er will, da er nun weiß, wie er dran ist, über seinen Tod reden. Aber kaum seinem Arzt, ungern sogar dem Pfarrer erlaubt er es, durch die Schallmauer zu stoßen, hinter der seine Seele leidet. Vielleicht weiß der andere, der noch mitten im Leben steht, mehr davon als ich, der ich davorstehe, was Sterben eigentlich ist, der andere, der das Geheimnis verwaltet, wie sie sagen. Hat das Leben nicht ein einziges Wort, das ich ins Sterben mitnehmen kann?

Der Sterbende möchte es wohl annehmen. Aber die Mauer ist da. Die Sache hat den Namen nicht. Sie gehen um den, von dem sie »es« nun wissen, herum als um einen, der jetzt die beste Behandlung verdient im Haus. Es ist rührend, es ist so, als hätte man es an ihm gutzumachen, daß er sterben muß. Nur die Wahrheit können sie ihm nicht sagen. Darüber haben sie lange diskutiert in ihren Kursen, daß es den Schwestern verboten sei, und der Arzt redet, wie gesagt, in lateinischen Fachausdrücken.

Solange in uns das Leben pulst, verweigern wir uns. Darum betrachten wir den »Terminalpatienten« wie einen, der unschuldig vor der Hinrichtung steht. »Jeder Krankenhausbesucher fühlt sich dem Todkranken auf eine hundsgemeine Art überlegen. Du kannst machen, was du willst, in den Tiefen deiner Seele wird sich etwas wie Triumph regen. Denn du lebst, du wirst leben, und der da wird sterben. Auch wenn du das Gefühl deiner Überlegenheit verdrängst, selbst wenn du dich seiner schämst und es verfluchst, wird es sich in deiner Miene, deinem Gebaren bemerkbar machen.«[10]

Dann, zum Ende zu, wenn »es« unmittelbar bevorsteht, wird der Kranke gemieden. Früher galten die Toten als unrein. Sind es heute die Sterbenden? Dieser da, der Sterbende, Objekt medizinischen Scheiterns, gehört schon auf die andere, die scheubare Seite. Seine Umgebung wird sterilisiert, desinfiziert, neutralisiert, der Kühlraum ist vorbereitet. Immer stärker breitet sich, von niemandem ausgesprochen, von niemandem auch nur im Herzen eingestanden, der Wunsch aus, ihm fernzubleiben.

Lawrence LeShan hat in der New Yorker Poliklinik die Zeiten gestoppt: Es stellte sich heraus, daß die Schwestern und

Pfleger auf das Klingelzeichen um so später zum Patienten kamen, je näher er dem Tode war. Sie handelten keineswegs böswillig, sie waren sich ihres Verhaltens nicht einmal bewußt[11]. Sie zeigten damit nur, welche Macht die über das Sterben und den Sterbenden verhängte Scheu sogar über Menschen ausübt, die sich zum Pflegen verpflichtet haben.

Der Mensch ist das Wesen, das einen Namen trägt und der Welt Namen gibt. Nun stirbt er namenlos, ohne Sprache, zur Sprache selten noch aus der medikamentösen Vergiftung erwachend. Das heißt unmenschlich sterben. Von fünf Menschen läßt die Gesellschaft vier ihre letzte Stunde in Krankenhäusern und Altenpflegeheimen erleben. Die Gemeindepfarrer erklären, daß sie höchstens zwei- bis dreimal im Jahr zu einem gerufen werden, der in seiner Wohnung stirbt[12]. Sterben muß jeder allein mit sich abmachen.

Vom Tode gezeichnet

Der Arzt hat seinen »Terminalpatienten« versorgt. Dann tritt er zurück. Er hat die Schrift gelesen, die ihn nicht trügt. Die Schwester bekam ihre Anweisungen. Sie mag bleiben. Sie mag die Angehörigen rufen. Aber dann geht es so schnell. Sie schließt leiser als sonst die Tür.

Der Sterbende ist »vom Tode gezeichnet«, sagen wir. Wir wissen, daß die Zeichnung das Ende anzeigt, aber wir verstehen sie nicht. Wir sehen nur, daß der Sterbende uns fremd wird. Er wirkt in sich fest verschlossen. Er gehört nun, wie wir sagen, bereits einer »anderen Welt« an. Das Schwierige ist: noch ist er nicht aus dieser Welt hinaus, aber schon nicht mehr in ihr zu Hause. Er schwebt zwischen Leben und Tod in der nicht mehr aufzuhaltenden Bewegung auf ihn zu. Welches ist die dem Sterbenden eigentümliche Welt? Erst wenn wir mehr von diesem Zwischenbereich wissen, können wir mehr über das Sterben aussagen.

Es gibt Unterschiede. Wir sehen Sterbende, die offenbar annehmen, was mit ihnen geschieht, so friedlich sind ihre Züge. Ist es Müdigkeit, Ergebung, Sich-fallen-Lassen? Wir sehen andere, die sich verweigern. Da ist Aufstand in ihrem Gesicht, die Hände verkrampfen sich über der Bettdecke. Ist es Trotz, Aufstand, Angst?

Gern möchten wir das annehmen. Denn wir haben es ja so oft sagen hören, der Tod bereite Angst, Sterben sei etwas unendlich Schreckliches, Vorwegnahme all des Unheils, das dann folgt: Gericht, Fegfeuer, Hölle, wer weiß, oder des Himmels, wer weiß. Und die Ungewißheit! Auf wem soll sie wohl stärker lasten als auf dem Sterbenden? Muß es in seiner Seele jetzt nicht aussehen wie bei diesem Mann:

»Die schwarzen Erdmassen beginnen über mich zu rutschen ... Unwillkürlich hebe ich im Nu meinen Spaten in die Höhe und bohre ihn in wilder Angst vor mir ein. Ich hocke mich nieder, und mit Hilfe von Arm und Spaten gelingt es mir, eine kleine Öffnung auszuhöhlen in dem schwarzen Berg, der über mich gefallen ist. Steif und starr wache ich über dieser kleinen Öffnung, alle Glieder sind festgenagelt ... begraben, begraben! Die Öffnung wird enger und enger, die Mauer schließt sich, mein Rücken biegt sich langsam unter dem fürchterlichen Druck der Erdmassen, meine Glieder krampfen sich ... alles in mir ist wie in Stücke gerissen, ich bin drauf und dran, den Verstand zu verlieren ...«[13]

Könnte es nicht so in jedem Falle sein? Der Bericht dieses Verschütteten entspricht der Vorstellung, die sehr viele Menschen vom Sterben haben: Das Leben wird in uns gewaltsam erdrückt, Hoffnung immer geringer, Angst immer zwingender, Widerstand immer ohnmächtiger, das Dunkel immer unerbittlicher; wir verlieren den Verstand, bis es geschafft ist, bis wir verloren sind. Und so liegt denn der Sterbende vor uns auf dem Bett und gehört schon seiner eigenen, uns unbekannten Welt an, in der er für uns verschlossen und fremd ist.

Aber nun hat nicht nur dieser Verschüttete, es haben viele Menschen, ob sie nun einen schweren Unfall erlitten oder eine tödliche Krankheit durchmachen mußten, Bericht davon gegeben, wie es weiterging. Es sind seltene, kostbare Berichte, denn zweierlei muß zusammentreffen, damit wir sie erhalten: Der Sterbende muß aus seinem Sterben errettet werden, er muß wieder »zu sich« kommen, wie wir sagen, und er muß zweitens fähig und auch willens sein, darüber zu sprechen. Die moderne Medizin kann heute in zahllosen Fällen, die früher tödlich verlaufen wären, Patienten, noch wenn der Sterbeprozeß schon begonnen hat, buchstäblich wiederbeleben, ähnlich wie man schon immer Ertrunkene wieder beatmen konnte, nachdem sie schon die Anzeichen des Sterbens zeigten. Aber nur wenige können in Worte fassen, was sie inzwischen erlebt haben, und die meisten mögen aus Gründen, von denen wir noch hören werden, nicht davon sprechen. Es sind sehr intime Erlebnisse, so unglaublich, daß sie wenigen zugemutet, so persönlich, daß sie ungern preisgegeben werden.

Immer wieder haben die Dichter versucht, dieses Geheimnis des Sterbens in den Griff ihrer Phantasie zu bekommen. Jede Literatur, die sich um Tiefe bemüht, greift nach dieser Dimension der Grenze des Menschen. Shakespeares Helden und Könige sterben fast immer ihren großen Tod, zermalmt von einem tragischen Geschick. Die letzten Worte des Sterbenden haben für den Dichter höheren Rang an Wahrheit und Hellsicht als alles, was er im Leben sagte. Der letzte Fluch, der letzte Segen sind legitimiert durch die Gottesnähe, in die der Sterbende jetzt eintritt. Goethe läßt seinen Valentin, Gretchens Bruder, die Sache heroisch kurz in einem unreflektierten Glauben abmachen:

»Ich gehe durch den Todesschlaf
zu Gott ein als Soldat und brav.«[14]

Das Sterben des dänischen Kammerherrn Christoph Detlev auf Ulsgaard hat Rainer Maria Rilke, um nur noch ein Beispiel zu nennen, als die Vision einer Todesmacht gestaltet, die den Sterbenden gleichsam in einen Schrei ohne Worte verwandelt. Was in den zehn Wochen, die Detlevs Tod auf Ulsgaard

»wohnt«, dort an Freunden, Nachbarn, Diener, Hunden herrisch Schreckliches geschieht, offenbart sich als die Außenansicht der Sterbe-Arbeit. Das Sterben des Mächtigen tyrannisiert das ganze Haus. Er stirbt, wie er gelebt hat: böse, groß, launenhaft, ohne Geduld und Ende verlangend[15].

Dies möchten wir gern sehen von außen: daß es im Sterben geschieht, wie wir gelebt haben. Denn keine Sehnsucht ist in uns so mächtig wie die nach Ausgleich. Dies mag die seelische Seite der Freudschen Triebentspannung sein. Wir möchten uns so gern dadurch wiederhergestellt sehen, daß die Welt wiederhergestellt wird, das heißt vor allem die anderen Menschen. »Alles Böse, was wir tun, rächt sich hier auf Erden und unvermeidlich in der Todesstunde«, das ist ein alter Satz des Volksglaubens. Der dänische Propst Hans Martensen-Larsen fand ihn wieder im Bericht eines Mannes, der diese Rache in seinem Sterben, aus dem er dann errettet wurde, in der eigenen Seele erlebt haben wollte[16]. Wenn wir Gott wären, würden wir es so einrichten: Was einer tat, das muß er auch büßen. Darum muß ein böser Mensch auch, wie jener dänische Kammerherr, ein böses Sterben haben. Einen Schritt weitergehend müßten wir freilich sagen: Da es keinen Menschen gibt, der nicht auch Böses getan hat im Leben, da wir alle, von einem letzten Maßstab her, unseren Lebensauftrag verfehlt haben, muß jedes Sterben die Bitternis der Vergeltungsarbeit kennen. Der Sterbende, so sagt der Volksglaube, steht vor seinem Richter. Darum wird er uns fremder und fremder.

Ist Sterben ganz anders?

Wir haben uns vor Augen geführt, wie Sterben von außen aussieht, was der Tod in unserer Gesellschaft heute bedeutet und was wir zu erwarten meinen, wenn wir ihm entgegengehen. Aber dies ist ein Feld, auf dem alles, was wir sehen, trügen kann und alle Meinungen, die wir uns machen, täuschen können. Wir erfassen nur die negative Seite des Sterbens, weil wir noch im Leben stehen.

Betroffen von unseren Verlusten, sehen wir im Tode Verlust und Einsamkeit. Wir, die wir haben und besitzen wollen, verstehen Sterben als Mangel, während es doch vielleicht Freiheit bedeutet. Der Sterbende geht aus unserem Raum und unserer Zeit hinaus. Wir können gar nicht ermessen, was ihm das bringt. Schon das Wort »hinausgehen« ist ja unangemessen.

Alle Ur-Tatsachen unseres Lebens sind ambivalenter, doppelwertiger Natur. Arbeit erfüllt und ermüdet, das Spiel erfrischt oder zerstreut, das Feuer wärmt und verbrennt, schon unsere Geburt war Ohnmacht und Glück zugleich. Könnte uns nicht auch das Sterben zerpressen oder befreien, der Tod uns verderben oder erhöhen?

Alles in uns wehrt sich gegen das Sterben. Aber wir wehren uns ebenso stark gegen den Gedanken, es könnte ganz anders sein, als es uns immer gesagt worden ist und als wir es vorweg in unserer Lebensminderung schon immer erlitten haben: Wir waren doch geschüttelt von Angst, wir fühlten uns doch bedroht von allen Seiten, das Familienleben war die Hölle, wie wir sagten, wir waren doch niedergedrückt, depressiv, wir rannten doch gegen Mauern an, auf Irrwegen durch dunkle Tunnel hindurch; es ist doch einer um den anderen von unseren Lieben fortgestorben, und die Greuelkunden vom nahen Energietod der Menschheit haben uns den Atem genommen wie die Schreckensboten dem greisen Hiob, wir haben an Gräbern geweint, der Himmel war eingestürzt. Ja so, eben so muß unser Sterben einmal sein, sagen wir uns.

Aber es ist nicht so. Sterben führt uns aus dem Leben, in dem dies alles tagtäglich geschieht, hinaus. Erweiterung unserer Existenz ist sein Sinn und seine Wirklichkeit. Einer könnte Bücher füllen mit den Stimmen der Dichter und Philosophen, der Frommen aller Zeiten, die von dieser Wirklichkeit ihres visionären Glaubens sprechen. Die religiöse Mystik aller Zeiten hat unüberhörbar davon gesprochen. Auch in unseren Tagen formuliert sie den Sinn des Sterbens als das Eindringen in eine Wirklichkeit, die unserem Auge zwar entzogen, aber darum nicht das Nichts, nicht tot, nicht unempfänglich für unseren Geist ist: »Wenn wir jenen Schritt tun, bei dem unser ganzes Ich den Boden unter den Füßen verliert, wenn wir angesichts des Todes uns selbst verlieren – laß uns Dich unter der Gestalt der fremden Macht wiedererkennen, die mich zerstören will, laß uns verstehen, daß Du es bist, der – sofern mein Glaube groß genug ist, um bis ins Mark meines Wesens einzudringen – unter Schmerzen die Fasern meines Seins zur Seite schiebt, um bis ins Mark meines Wesens einzudringen und mich in Dich hineinzuziehen.«[17]

Wer von uns ein Wort mehr über Tod und Sterben zu sagen wagt, als Epikur, Darwin, Marx und Freud gesagt haben, redet schon theologisch. Epikur, im vierten Jahrhundert vor Christus, meinte, über den Tod gebe es überhaupt nichts zu sagen: »Er geht uns nichts an, weil Körper und Seele im Sterben ihre Empfindungsfähigkeit verlieren.«[18] Jeder von uns sagt ständig mehr als das. So ist der Mensch geartet. Und das ist er sich schuldig.

Dieses Buch versucht einen neuen Weg. Es will über das Sterben nicht spekulieren, sondern Sterbende zu Wort kommen lassen. Ob sie durch ihre Erfahrung unser Reden von Sterben und Tod nicht bereichern könnten? Wir dringen mit diesen Erfahrungen nicht in die Zone des Glaubens ein. Wir treiben nur den Stollen, in dem wir aufarbeiten, was wir wissen können, ein wenig voran. Es werden sich mehr Fragen stellen, als wir Antworten zu geben haben. Wir können diese Erfahrungen überbewerten, und manch ein Leser wird sagen, die Schlüsse gingen nicht weit genug. Wir können sie falsch deuten, und andere Leser werden uns sagen: Warum überhaupt Erfahrungen herziehen, wir haben ja die Offenbarung, die uns ohnehin Gewißheit gibt?

In aller Scheu vor dem Thema, aber betroffen von dem, was ich zu hören bekam, habe ich die Erlebnisse von Menschen gesammelt, die aus beginnendem oder fast schon vollendetem Sterben ins Tagesbewußtsein zurückgekehrt sind. Solche Rückkehr hat es in Glücksfällen schon immer gegeben. Wenn heute, wie sich Kritiker ausdrücken, eine »marktkonforme ärztliche

Mafia«, die im Sterben und der Reanimation »nur noch ein technisches Problem« sieht[19], Rückkehr von Sterbenden und Gestorbenen in den Intensivstationen der Großkliniken organisiert, so ist dieser Mißbrauch des Menschen hier nicht mein Thema. Wir werden aber wohl damit zu rechnen haben, in Zukunft noch viel mehr solche Berichte zu erhalten, als sie hier mitgeteilt werden.

Welche Fragen geben sie uns auf?

Sterben von innen gesehen

Der Ich-Austritt im Sterbeerlebnis

Wir würden unsere gewohnten Vorstellungen vom Sterben aufgeben müssen, wenn herauskäme, daß das Bewußtsein entgegen der gängigen Lehre der Medizin im Sterben nicht untergeht. Alle Berichte, die wir sammelten, deuten aber gerade dies an. Sie erzählen uns von einer außerordentlich gesteigerten Arbeit des Bewußtseins in den Augenblicken vor dem Tod.

Diese Arbeit ist sehr verschiedenartig, wie jedes Sterben seinen eigenen Charakter hat. Einige Elemente kehren in den Berichten jedoch beharrlich wieder. Ich habe drei ausgewählt: Austritt des Ich, Rechenschaft des Ich, oder »Lebenspanorama« und Weitung des Ich. In vielen Berichten sind diese drei Elemente deutlich voneinander getrennt, in anderen sind sie miteinander verschlungen, noch andere Berichte bringen nur eins oder zwei von diesen wesentlichen Stücken der Sterbearbeit. Es kann auch nicht behauptet werden, daß das, was auf den folgenden Seiten vorgestellt wird, alles wäre, was das Bewußtsein der Sterbenden leistet. Dazu müßte es möglich sein, noch viel mehr Berichte miteinander zu vergleichen. Aber es erscheint mir wahrscheinlich, daß wir Wichtiges gefunden haben und daß Sterben diese Richtung nimmt, wie verschieden auch der Inhalt der Bewußtseinstätigkeit des Sterbenden sein mag.

Für das erste, was immer wiederkehrt, wenn sich Menschen, die im Sterben waren und wiederbelebt wurden, äußern, den »Austritt des Ich«, haben wir in unserem Leben zahlreiche Analogien. Viele Menschen haben es, etwa in der Lachgas-Narkose des Zahnarztes, wie sie bis vor kurzem angewandt wurde, so erlebt:

»Ich befand mich in einem furchtbar nervösen Zustand, bis ich für die Operation narkotisiert wurde. Während einiger Zeit — ich erinnere mich nicht mehr, wie lange — war ich mir nichts bewußt. Plötzlich ein heftiger Schlag, dem ich meinen ganzen inneren Widerstand entgegensetzte. Es war mir, als ob ich auseinandergerissen würde. Aber ebenso plötzlich trat, sofort nach dem Schlag, Ruhe ein: Ich sah mich selber liegen. Ein scharf umrissenes Bild des Operationstisches, auf dem ich, frei schwebend, von oben herab mich liegen sah, die Wunde der Operation auf der rechten Seite des Körpers, den Arzt mit einem nicht näher zu erklärenden Instrument in der Hand. Dies alles habe ich ganz klar beobachtet. Ich habe versucht, die Operation zu verhindern. Ich hörte die Worte, die ich — wie sie später sagten — gerufen haben soll: ›Hört auf, was macht ihr da!‹ «[20]

Auch Drogensüchtige berichten, daß sie vor allem unter Haschisch-Einwirkung das Erlebnis einer solchen Spaltung von Leib und Seele hatten. Aber es scheint nicht an Narkotika gebunden zu sein. Kinder haben es erlebt und Erwachsene in völlig nüchternem Zustand. Nicht eine abnorme Begabung, sondern bestimmte seelische Zustände scheinen die bewußte Ich-Ausscheidung zu begünstigen. Aber eine Trübung des Bewußtseins dürfte meistens vorangehen:

»Das Schwindelgefühl verstärkte sich. Aber dann klärte sich mein Bewußtsein rasch wieder. Ich stand aufrecht im Zimmer und wußte, daß ich von meinem Leibe getrennt war. Mein

Denken erlangte die äußerste Klarheit. Ich gab mir vollkommen Rechenschaft von meinem Zustand; ich zergliederte sorgfältig meine Empfindungen und Gedanken und war mir der Tatsache bewußt, daß ich sie zergliederte, ja auch bewußt dieses Bewußtseins selber. Obgleich es Nacht war, sah ich alles deutlich, aber nicht ganz in der Art, wie man das Tageslicht im Wachen wahrnimmt. Ich trug keine Bekleidung ... Ich stand aufrecht und konnte mich fortbewegen, gehend oder über den Fußboden hingleitend. Ich sah vollkommen deutlich meinen Körper, der leblos auf dem Bett ausgestreckt lag, auf dem Rücken wie ein Leichnam.«[21]

Der Berichterstatter beschreibt dann seine vergeblichen Bemühungen, seinen Körper zur Bewegung zu veranlassen. Schließlich weckte er sich »durch Autosuggestion« »allmählich und ohne Erschütterung« auf, schrieb seine Erfahrung nieder und schlief dann zwei Stunden tief.

Solche Berichte haben wir keineswegs nur aus Zeiten, in denen der Spiritismus verbreitet war. Sie gehören zum Grundbestand menschlicher Erfahrungen und dürften nur so selten berichtet werden, weil sie so absonderlich sind. So erzählt der niederdeutsche Mystiker des 17. Jahrhunderts, Hemme Hayen:

»... Ich lag morgens im Bett; es war schon heller Tag und ich wachte schon ganz hell. Mein Gemüt lag in tiefer Betrachtung, und in der Entzückung, die ich bekam, schied mein neuer Mensch, gleich als bei der Seiten am Bett, von dem alten ab und ließ mich auf dem Bett liegen wie einen toten Klotz. Mich umwendend sahe ich meinen natürlichen Leib also tot liegen, ich selbst aber kam wieder in den hohen Glanz.«[22]

Das mystische Erlebnis schließt sich zusammen mit der psychischen Erfahrung unserer Tage. Der moderne Berichterstatter spricht nicht vom toten Klotz und der persona gloriae, aber es könnte sein, daß er das gleiche gesehen hat. Er sah eine heile Wirklichkeit, die sich von einer kranken Wirklichkeit schied. Berichte von Sterbenden stehen in der Nähe mystischer

Erfahrung. Hier wie dort geht es um Leben und Tod. Ein nüchterner Mensch unserer Tage, ein Polizeibeamter, den die Ärzte wiederbeleben konnten, wählte diese schlichten Worte:

»Ich fuhr nach meiner Abendschicht spät nach Hause. Plötzlich befand ich mich zwischen einigen Menschen, die um ein verunglücktes Auto herumstanden. Ein junges Mädchen war damit beschäftigt, einen Körper aus dem Auto herauszuziehen. Keiner von den anderen rührte einen Finger. Ich glaube, daß alle vom Schock des Geschehens gelähmt waren. Und ich dachte: Warum stehst du eigentlich hier regungslos unter den Zuschauern? Da konnte ich endlich das Gesicht des Verunglückten sehen: es war mein eigenes. Das Mädchen kniete jetzt über meinem Leibe, und ich stand, vom Schock gelähmt, daneben und sah hilflos zu. Das Mädchen drückte seinen Mund auf meinen Mund und begann, meinen Körper zu beatmen. Da sah ich plötzlich nichts mehr. Das nächste, was ich wahrnahm, war erst, daß ich im Krankenhaus die Augen aufschlug.«[23]

Es gibt offenbar kein zeitliches Ausmaß für diese Spaltung des Menschen im Sterben. Ein Bericht aus England gibt zwei Stunden an:

»Ich war in London in einem Hotel. Ich erwachte morgens ein wenig unwohl (ich habe ein schwaches Herz), und gleich nach dem Erwachen fiel ich in Ohnmacht. Zu meinem größten Erstaunen befand ich mich bald im oberen Teil des Zimmers, von wo aus ich meinen leblosen Körper im Bett betrachtete, dessen Augen geschlossen waren. Ich versuchte ohne Erfolg, in meinen Körper wieder einzugehen, und schloß daraus, daß ich tot sei. Ich begann darüber nachzudenken, was die Leute vom Hotel, meine Verwandten, meine Freunde sagen würden. Ich fragte mich, ob gerichtliche Nachforschungen stattfinden und wie sich meine Geschäfte nun abwickeln würden. Sicherlich hatte ich weder das Gedächtnis noch das Selbstbewußtsein verloren. Ich sah meinen leblosen Körper wie einen Gegenstand

für sich; ich war imstande, mein Gesicht zu betrachten. Doch konnte ich nicht das Zimmer verlassen. Ich fühlte mich angekettet, festgelegt in der Ecke, wo ich mich befand. Nach ein bis zwei Stunden hörte ich mehrmals an die abgeschlossene Tür klopfen, ohne ein Lebenszeichen geben zu können. Kurze Zeit danach erschien der Hauswart des Hotels auf dem Balkon, zu dem eine Feuerleiter hinaufführte. Ich sah, wie er das Zimmer betrat, ängstlich meinen Körper anschaute und dann die Tür öffnete. Bald kamen die Hotelverwalterin und andere herein. Ein Arzt traf ein. Ich sah, wie er den Kopf schüttelte, als er mein Herz abhorchte, und dann einen Löffel zwischen meine Lippen brachte. Ich verlor das Bewußtsein und erwachte im Bett. Alles dies hat mindestens zwei Stunden gedauert.«[24]

Diesem außerordentlich langen Trennungserlebnis stehen andere gegenüber, die nach den Berichten der Außenstehenden und dem Bewußtsein des Sterbenden selber nur Sekunden gedauert haben können. Er zeigt sich im nachhinein außerordentlich erstaunt darüber, wieviel bestürzenden und befreienden Erlebnisstoff sein Bewußtsein in dieser kurzen Zeit, gleichsam wie in einem Blitz aufnehmen konnte. Davon werden wir noch hören. C. G. Jung hat in »Seele und Tod« (1934) dazu geschrieben: »Eine objektive Sichtung und Kritik der vorhandenen Beobachtungen läßt uns feststellen, daß sich Wahrnehmungen ereignen, die teils so vor sich gehen, als ob es keinen Raum gäbe, teils so, als ob es keine Zeit gäbe.« Wir kennen dieses Phänomen bereits aus unseren Träumen. Erwachend meinen wir, den Traum deswegen so schwer in unsere Worte fassen zu können, weil Worte eine logische Folge verlangen, während der Traum uns gleichsam alle seine Bilder im gleichen Augenblick zutrug. Und das, obwohl wir doch vermeinen, durch unendlich lang erscheinende Abläufe der Traumerlebnisse gequält oder beglückt zu sein.

Ebenso haben uns unsere Träume schon oft mit dem Erlebnis vertraut gemacht, daß nicht nur zu gleicher Zeit vieles geschehen kann, sondern daß wir selbst zur gleichen Zeit an vielen Orten sein können. Eine erste Phase und Schicht des

Sterbeerlebnisses konfrontiert uns mit dem gleichen Problem. Doch sind Sterbeerlebnisse keine Träume. Wir werden auf die Unterschiede immer wieder stoßen. Hier, bei dieser ersten, den Sterbeerlebnissen gemeinsamen Erfahrung, dem Ich-Austritt, zeigt der Unterschied sich darin, daß der Sterbende nicht von einer Vielfalt von schwankenden phantastischen Möglichkeiten berichtet. Vielmehr bringen unsere Berichte immer wieder ausschließlich zwei Versionen.

Die eine besagt, daß das austretende Ich räumlich eine bestimmte und offenbar gleichbleibende Distanz zum Körper des Gestorbenen einhält. Oft fühlt es sich festgelegt, »angekettet in der Ecke«[25]. Es »findet« sich, oft mit einem Staunen, »auf einem überhöhten Platz«[26] vor. Der Abstand ist zuweilen ganz präzise angegeben: »etwa drei Meter hoch schwebte ich . . .«[27], »drei bis vier Meter waagerecht über dem Bett«[28]. Das austretende Ich erhielt eine Stelle im Raum angewiesen. Von dort aus beobachtet es den zurückbleibenden Körper, der stets als tot, leblos, schlaff beschrieben wird und jedenfalls zu eigener Wahrnehmung nicht fähig ist.

Die andere Gruppe von Sterbeberichten erzählt, daß sich das aus dem Körper austretende Ich frei im Raum und auch außerhalb des Sterbezimmers bewege. Und während das aus dem Körper hinausgetretene Ich in jenen anderen Berichten nur die Nähe wahrnimmt, »sich selbst da unten«, den Unglücksort, den Operationsvorgang, gewinnt es in diesen einen freien Blick über größere Zusammenhänge. Das abgelöste Ich ist sich seiner Freiheit bewußt.

»Ich stand mitten im Zimmer und sah deutlich meinen Körper auf dem Bett liegen. Ich machte mich daran, das Zimmer zu verlassen, und begegnete einem der Ärzte. Ich wunderte mich, daß er nichts zu mir sagte, aber da er sich nicht bemühte, mich anzuhalten, begab ich mich auf die Straße hinaus. Hier traf ich einen Bekannten, M. B. Ich versuchte, ihn zur Begrüßung auf den Rücken zu klopfen, aber mein Arm ging geradewegs durch ihn hindurch . . . Es war mir ganz unmöglich, seine Aufmerksamkeit zu erregen. Ich sah ihn deutlich die

Straße überqueren und in einem Fenster ein kleines ›Ferrisrad‹ anschauen ... Ich begab mich dann wieder ins Krankenhaus zurück, durch die Tür in mein Sterbezimmer, sah wiederum meinen Leichnam und hörte die Ärzte den Fall erörtern. Einer legte einen elektrischen Apparat an meine Füße an. Ich empfand dies deutlich, während ich draußen mitten im Zimmer stand ...«[29]

Der Berichterstatter gibt an, Briefe und Telegramme zu besitzen, aus denen hervorgehe, daß M. B. an dem betreffenden Tage in der Stadt war, jene Straße hinabschritt und das kleine »Ferrisrad« im Fenster betrachtete.

Der Arzt Dr. A. S. W. war in der schwersten Phase eines Typhus eine Stunde lang ohne Puls und wahrnehmbaren Herzschlag. Sein Tod wurde festgestellt. Er aber glaubte, nach seinem Bericht, eine Zeitlang bewußtlos gewesen, dann aber wieder zu sich gekommen zu sein, und zwar als »sein wahres Ich«, aber doch noch innerhalb des Leibes, dessen anatomische Wunder er mit der Teilnahme des Arztes betrachtete. Dann fährt sein Bericht fort:

»Ich überlegte in Ruhe folgendes: Ich bin gestorben ... und doch bin ich ein Mensch wie nur je zuvor ... Ich beobachtete den merkwürdigen Vorgang der Trennung von Seele und Leib ... Als ich hervortrat, sah ich zwei Damen an meinem Bett sitzen. Ich schätzte den Abstand vom Kopfende meines Bettes bis zu den Knien der einen Dame und schloß, daß ich genügend Raum haben würde, dort zu stehen ... Ich schien durchsichtig, von bläulicher Farbe und vollkommen nackt zu sein ... Dem Blick einer der Frauen folgend sah ich meinen eigenen Leichnam. Ich war überrascht vom bleichen Aussehen des Gesichts ... Ich sah mehrere Personen um den Leichnam herumsitzen und stehen und bemerkte besonders zwei Frauen, die anscheinend zu seiner Linken knieten. Ich habe später erfahren, daß es meine Frau und meine Schwester waren. Ohne Erfolg suchte ich mich bemerkbar zu machen. Sie schauen an, was sie für ›mich‹ halten, sagte ich mir, aber sie irren. Das bin

nicht ich. Dies bin ich, und ich bin so lebendig wie nur je. Ich begab mich durch die Tür hinaus, schritt die Treppe hinab und betrat die Straße. Ich hielt an und blickte um mich. Nie sah ich die Straße deutlicher als in diesem Augenblick. Ich beobachtete besonders die rote Färbung des Bodens und die Auswaschungen des Regens. Ich wußte gar nicht, daß es so lange geregnet hatte, während ich krank war.«[30]

In einigen Berichten von Menschen, die durch ihr Sterben hindurchgegangen sind, finden sich Hinweise darauf, daß sie ihr anderes, ihr beobachtendes und denkendes Ich ihrerseits nun wiederum in einer eigentümlichen Gestalt wahrnehmen. »Durchsichtig, von bläulicher Farbe« hörten wir schon im letzten Bericht. Andere finden schwer ein passendes Wort. »Ich trug keine Kleider auf meinem fluidischen Körper.« Andere wollen von außen, im Zimmer des Verstorbenen wachend, seinen »Astralleib« über dem Leichnam gesehen haben, nach einem englischen Bericht in der Form einer »Rauchwolke von tief purpurner Farbe«[31].

Übereinstimmend erzählen die Berichte, daß das hinausgetretene Ich sich selbst wahrnehmbar gewesen sei, aber keine körperliche Erscheinung besessen habe. »Meine Hand ging mitten hindurch«, heißt es immer wieder. Türen bieten keinen Widerstand, Entfernungen haben geringe Bedeutung. Die Schwerkraft scheint aufgehoben zu sein. Der Austritt des Ich wird als Befreiung erlebt. Es gibt Patienten, die den Vorgang des Sterbens in allen Phasen schildern können. Der Anfang sieht etwa als psychisches Erlebnis so aus:

»Mein Bewußtsein war merkwürdig ruhig und klar. Ich hatte auch keine Schmerzen mehr. Nach und nach begann sich das Bewußtsein, das normalerweise den ganzen Körper durchdringt, im Kopf zu verdichten. Ich wurde ganz und gar Kopf, nur Kopf. Dann hatte ich das Gefühl, als ob ›Ich‹ vollständig konzentriert war auf einen kleinen Bewußtseinsfleck irgendwo mitten im Kopf. So merkte ich, daß ich begann, mich weiter nach oben zu bewegen – dann folgte ein kurzes Black-Out

und ich war frei. Ich hatte meinen Leib verlassen. Nun wußte ich, ohne daß ich darüber nachdenken mußte: Dieser Zustand ist das, was die Menschen tot nennen . . .«[32]

Fassen wir zusammen, was uns diese Berichte von Sterbenden, die ihr Sterben hinter sich gebracht haben und darüber sprechen konnten, bisher gesagt haben. Der Eintritt des Sterbens stellt sich ihnen dar wie ein Erwachen. Sie finden ihr Bewußtsein gesteigert. Es zieht sich zusammen, etwa im Kopf, an einer besonderen Stelle des Kopfes. Die Berichterstatter behaupten, ruhig, besonnen, bei klaren Sinnen gewesen zu sein, als sie sich plötzlich mit dem Bewußtsein konfrontiert sahen, außerhalb ihres Leibes zu sein. Der Austritt des Ich scheint sodann in einer ersten Phase damit zu beginnen, daß es in der Nähe des Leibes verharrt, aber von ihm abgehoben wird. Es betrachtet den eigenen Leib und dessen nahe Umgebung von außen, ohne Interesse und Bedauern. Dann tritt das Ich von seinem Leibe zurück, versucht, ihn zu verlassen, gewinnt das Freie. In weiteren Berichten werden wir hören, daß das ausgetretene Ich eine andere Wirklichkeit aufsucht oder sich alsbald in ihr befindet. In manchen Fällen wurde eine eigentümliche neue Leiblichkeit, lichtvoll und schwerelos, erlebt. Die Fähigkeit objektiver Beobachtung scheint gegeben, aber die Fähigkeit zur Mitteilung und Einwirkung auf die Dinge begrenzt. Der Austritt des Ich ist nach allem, was wir noch hören werden, nur der erste Schritt des Sterbenden und die Vorbedingung für alles Weitere, was er noch erlebt.

Machen wir uns aber klar, daß es sich beim Ich-Austritt, wie deutlich das auch meist betont wird, keineswegs nur um das räumliche Erlebnis körperlicher Distanz handelt, die mit Metermaßen zu messen wäre. Wohl wird diese Sterbephase meist so erlebt: ein Drüber-Sein und wohl auch Fixiert-Werden an einen nah-entfernten Punkt. Aber der Ich-Austritt hat ein Ziel und zugleich keines, er ist ein Wohin und zugleich ein Nicht-Wohin. Er ist mindestens immer auch ein Austritt im Gefühl und im Gemüt, ein lokales und zugleich auch emotionelles Entfernen aus physischer Gegebenheit. Vielleicht ist sogar das, was wir in den Berichten haben, nur die nachträgliche Übersetzung des emotionalen Erlebnisses in ein räumliches durch den Berichterstatter, der für einen unserer Logik, und das heißt auch, unserem Wort-Vermögen entzogenen Eindruck nach den Sprachbildern der Übersetzung in den Alltag sucht. Wie oft sagen uns die Berichterstatter: Ich finde keine Worte und Begriffe dafür. Worte, so meinen sie, können nur in den Vorhof dessen dringen, was sie erreichten. Sie können es sich selbst nicht einmal verständlich machen und bei angestrengtem Bemühen zunächst nur eine ihnen zwar scharf und klar erscheinende Bilderwelt fassen. Dann schweigen sie, betroffen und benommen. Sie wissen, sie haben etwas Unvergleichbares erlebt, aber niemand kann es ihnen abnehmen und soll es ihnen abnehmen. Es herrscht die Scheu vor, darüber ein Wort zu verlieren. Vielleicht erst nach Wochen rühren sie daran und geben die Gedanken weiter, die sich in ihnen inzwischen gebildet haben, und Gedanken können wir nur in Worten äußern. Daneben gibt es andere, die nach ihrer »Rückkehr« in das Tagesbewußtsein die Augen aufschlagen und sofort zu erzählen beginnen: »Ich war in einem anderen Land.« Waren sie weniger weit entfernt, weil sie sofort Worte haben, ist ihr Bericht oberflächlicher oder unmittelbarer als der, den sie erst aus langem Abstand formulieren? Wir wissen es nicht.

In der Sprache der mittelalterlichen Visionäre heißt der Zustand, den wir hier Ich-Austritt nennen, »Entraffung«. Zahlreiche Berichte liegen uns vor, die uns einen Vergleich erlauben. Und manche von ihnen nennen Begleitumstände, die darauf schließen lassen, daß es sich in Wahrheit um eine Bewußtseinsveränderung im Sterben handelt. So heißt es im Visionsbericht des irischen Abtes Furseus, etwa aus dem Jahre 650, daß sich das Erlebnis während einer schweren Krankheit zugetragen habe. Furseus läßt sich krank in seinen Heimatort fahren. Aber noch vor seinem Eintreffen fühlt er, daß eine Lähmung seine Beine befällt. Er spürt sich in die Nacht versinken und wird »als tot« in das nächste Haus getragen.

»Als tot« erlebt er die Entraffung. »Er sieht, wie sich aus

der Finsternis vier Hände nach ihm ausstrecken«, und erkennt erst langsam in der Finsternis schattenhaft die leuchtenden Gestalten von drei Engeln, die ihn ins Geleit nehmen. Aber schließlich befiehlt einer von ihnen, Furseus wieder zu seinem Leibe zurückzuführen. Jetzt erst bemerkt er, daß er von seinem Körper getrennt ist, und fragt seine Begleiter, wohin sie ihn bringen wollen. Der Engel zur Rechten antwortet, er müsse seinen eigenen irdischen Leib wieder anziehen. Furseus ist aber so sehr von der Gesellschaft der Engel entzückt, daß er es als grausamen Schmerz empfindet, wieder zu seinem Leibe zurückkehren zu müssen, und erklärt den Engeln, er wolle sich nicht mehr von ihnen trennen. Die Engel befehlen ihm daraufhin, zu seinem Leibe zurückzukehren, versprechen ihm aber zum Trost, sie wollten ihn nach Ablauf seines ihm zugemessenen Erdenwandels wieder abholen ... Da kehrt seine Seele erneut in den Leib zurück, »ohne sagen zu können, wie das vor sich ging«. Furseus erwacht und hört die Klagelieder der Trauergemeinde, die ihn bestatten will. Seine Freunde sind überrascht und bemühen sich eiligst, sein Gesicht von den Totentüchern frei zu machen. Das gleiche geschieht in der folgenden Nacht. Wieder erwartet er, schon gelähmt, unmittelbar den Tod. Wieder wird er »entrafft«. Wieder schaut er die Engel und wieder erlebt er besonders umständlich die Rückkehr in den Leib. Jetzt belästigt ihn unterwegs ein Dämon und fügt ihm Brandwunden an der Schulter und im Gesicht zu, die man später wahrnehmen wird. Die Engel tragen ihn auf das Dach seiner Kirche. Und von hier aus, in diesem festen Abstand, sieht er wunderbarerweise durch das Dach und die Wände hindurch seinen von der Seele verlassenen bloßen Leib liegen. Es ergreift ihn Angst vor diesem fremdartigen Leichnam, und er weigert sich entschieden, sich ihm zu nähern. Erst als der Engel verspricht, daß er ohne Leiden wieder in seinen Leib eintreten und daß er wiederkommen werde, ihn zu holen, läßt er sich darauf ein. Er sieht, wie der Leib an der Brust geöffnet wird, um ihn wieder einzulassen. Er »erwacht dann in seinem Leibe wie aus einem tiefen Todesschlaf und erblickt um sich die Menge der Verwandten, Nachbarn und Kleriker, die sich in-

zwischen eingefunden haben«. Atem und Herzschlag setzen wieder ein[33].

Eine andere Variante unseres Themas finden wir in der Erzählung des reformierten Pfarrers L. B. aus England. Er hatte sich auf einer Bergbesteigung von seiner Gruppe getrennt und erschöpft am Rande eines Abhanges niedergelassen.

Nach seinem Bericht wurde er plötzlich von einer Lähmung befallen, die so stark war und so plötzlich kam, daß er nicht einmal das Streichholz mehr fortwerfen konnte, mit dem er sich die Zigarre anzünden wollte. Es verbrannte ihm bereits die Finger. Er beobachtete das allmähliche Absterben der Füße und Hände, dann der Knie und Ellbogen, des Rumpfes und Kopfes und schließlich das »Ausgehen des Lebens«. Er hielt sich für tot und hatte das Bewußtsein, als »eine Art Ballon« in der Luft zu schweben. »Niederblickend war ich erstaunt, meine eigene totenblasse, sterbliche Hülle zu erkennen. Seltsam, sagte ich zu mir selbst, dort ist mein Leichnam, in dem ich lebte und den ich als mein Ich bezeichnete, als wenn der Rock der Körper wäre und der Körper die Seele ...« Er sah die Zigarre in der Hand des Leichnams und stellte sich vor, was seine Freunde sagen würden, wenn sie seinen Körper fänden. Dann nahm er wahr, daß sie einen Aufstieg zum Gipfel gewählt hatten, den sie nach ihrer Vereinbarung ausdrücklich nicht gehen sollten. Und er sah, daß der Führer Proviant aus den Rucksäcken der Freunde entwendete. Und dann erkannte der Pfarrer seine Frau. »Hallo, sagte ich, dort geht meine Frau nach Lungern, und doch sagte sie mir, sie werde nicht vor morgen abreisen.« Schließlich fühlte er sich abwärts in den Körper zurückgezogen, geriet in »Verwirrung und Chaos«, ganz im Gegensatz zur Klarheit zuvor, und fand, als er zu voller Besinnung kam, daß die Freunde ihn aufgefunden und »wiederbelebt« hatten. Er hielt ihnen ihren Wortbruch und dem Führer seinen Diebstahl vor. Der Mann glaubte den Teufel vor sich zu haben, verzichtete auf seine Bezahlung und nahm Reißaus. Auch was B. bezüglich seiner Frau gesehen hatte, erwies sich als richtig[34].

An dieser Stelle sollten wir ein wenig Abstand nehmen. Was wir gelesen haben, trägt märchenhafte Züge. Sie stimmen uns skeptisch. Jede Möglichkeit der Täuschung scheint gegeben. Welchen Grad von »Wahrheit« können diese Erzählungen in Anspruch nehmen? Die Wahrheit eines Bekenntnisses. Wir können sie nicht kontrollieren. Wäre es nicht möglich, daß diese Menschen von einst und jetzt trotz ihrer gegenteiligen Versicherungen in der Dämmerzone zwischen Sterben und Tod, zwischen Einschlafen und Erwachen des Bewußtseins geträumt haben? Gegen den Einwand, daß es doch immerhin merkwürdig sei, daß sie alle das Gleiche oder doch Ähnliches, jedenfalls zunächst alle den »Austritt des Ich« erlebt zu haben behaupten, hätte der Zweifler einzuwenden, Menschen ähnlicher Veranlagung könnten doch wohl in ihren »Träumen« durchaus einem Muster folgen, von dem sie in ihrem Leben schon einmal gehört haben.

So haben sie sich eben Sterben schon immer vorgestellt: Leib und Seele treten auseinander. Das ist das Schema der platonischen Philosophie von der Gefangenschaft der Seele in ihrem Leibe, aus der der Tod sie befreit. So hat es sich seit je der Volksglaube der meisten Religionen einschließlich des Christentums vorgestellt: Die Seele verläßt im Tode den Körper, etwa in der Gestalt eines Vogels, eines Schmetterlings, eines Rauches oder eines Homunculus. C. G. Jung hat dafür die Beispiele zusammengetragen und gedeutet[35]. Im Tode wird in der Gestalt der Seele der Sohn geboren, der aus dem Leibe aufsteigt in neuer geistiger Gestalt. Sagt unsere Sprache nicht sehr plastisch: Er hat seine Seele ausgehaucht? Wenn das Fenster des Totenzimmers nicht geöffnet, der Ziegel im Dach nicht gelockert wird, bleibt die Seele gefangen und zeigt sich am anderen Morgen als kleine bläuliche Rauchwolke: dies ist volkskundliche Weisheit seit den Tagen der Germanen. Im Schlaf oder in der Ekstase verläßt die Seele den Körper und erscheint als Doppelgänger am zweiten Ort. Der Volksglaube denkt sich den Totengeist als die im Sterben abgespaltene und ausgeschiedene Seele in zuzeiten sichtbarer Gestalt als Wiedergänger oder Vampir umherirren und in die Existenz der Lebenden eingreifen. Unzählige alte Begräbnisbräuche dienten und dienen der Abwehr dieser auf Schaden und Rache sinnenden Wesen aus dem Reich jenseits des Grabes. Daß von den Toten nichts Böses gesagt werden darf seit Römertagen ist noch die zahmste dieser Abwehrsitten. Aus der alten kirchlichen Kunst besitzen wir eine Fülle von naiven Darstellungen, die uns Sterben als den Austritt der Seele zeigen. Meist aus dem Munde hervor entweicht auf diesen Bildern dem Körper des Toten ein verkleinertes Abbild des Menschen, puppenhaft, rauchig, zuweilen mit Flügeln versehen. Das hat sein Vorbild in der ägyptischen Idee des Seelenvogels und ist in den deutschen Volkssagen reichlich belegt.

Das alles fällt mir ein, wenn ich die Berichte vom Austritt des Ich im Sterben höre. Könnte es nicht sein, daß die Berichterstatter uns nur ihre Erinnerung an diese uralten Vorstellungen bieten? Die umherirrenden armen Seelen der mittelalterlichen Vulgärtheologie, die alten Menschheitsvorstellungen von der Seelenwanderung, der Animismus, das Unvermögen des primitiven Menschen, zwischen Geist und Stoff zu unterscheiden, sich den Körper rein materiell, den Geist rein spirituell vorzustellen, das ganze Leib-Seele-Problem der Philosophie und Psychologie – das alles kommt in diesen Berichten auf mich zu. Müßte nicht alles noch einmal neu bedacht werden?

Werde ich nicht schon hier, ganz am Anfang der Berichte, denen wir uns stellen möchten, auf die Frage neu zurückgeworfen, wer der Mensch eigentlich ist? Und was ist Wirklichkeit, wenn sich eine seelische Erfahrung so aussprechen kann? Ich mag mich nicht auf die Blanko-Vollmacht all derer zurückziehen, die im trüben ihrer Unwissenheit fischen, auf das viel mißbrauchte Shakespeare-Wort: »Es gibt mehr Ding im Himmel und auf Erden, als Eure Schulweisheit sich träumen läßt, Horatio.« Hamlet hat eine arme Seele gesehen, die Blutrache fordert und Blutrache erhält. Seine Einsichten in die Totenwelt bleiben auf dieser Seite der Linie. Ich glaube nicht, daß Shakespeare den Spiritismus abdecken wollte. Daß Sterbende auswandern und Tote sprechen, daß die Seele eine Zukunft hat jenseits des Grabes, war ihm eine viel zu selbstverständliche Glaubenswirklichkeit, als daß er sie hätte begründen müssen und mögen. Gewiß aber wollte er mit seinem Hamlet-Wort nicht sagen, daß wir alles und jedes, was unserer Erfahrung widerspricht, für bare Münze nehmen sollen.

Doch steht nun hier Erfahrung gegen den Mangel an Erfahrung. Die Berichte vom Austritt des Ich in der Phase des Schwundes des Ich-Bewußtseins in der Ohnmacht und im Sterben sind zu zahlreich, zu gleichförmig und zu einhellig, daß wir sie mit einem Achselzucken abtun könnten. Könnten wir nicht auch den umgekehrten Schluß ziehen, daß nämlich jener Volksglaube abgesunkenes Wissen von richtigen und wichtigen Zusammenhängen bewahrt und daß daher in den Erinnerungen der Sterbenden ähnliche Züge auftauchen?

Wir wollen hier in der Hoffnung abbrechen, daß wir mehr Klarheit erlangen, wenn wir uns weiteren Berichten zuwenden, die uns über diese erste Phase des Sterbens, den Ich-Austritt, hinausführen. Es bleibt die Frage zurück, was dies für ein Bewußtsein des Menschen ist, das sich einstellt, wenn das an seine Gehirnzellen gebundene Bewußtsein im Schwinden oder schon geschwunden ist. Sollten wir ein körperloses Bewußtsein vermuten können? Sollte sich die Seele, die sich der moderne Mensch nur als ein Prinzip vorstellen kann, ein principium, also als Urheber und Grundlage des Lebens im Körper, gleichgestimmt mit ihm, aber auch in Wechselwirkung mit ihm und Spannung zu ihm, immer aber darum auch gebunden an ihn – sollte sich die Seele verselbständigen können als ein abgelöstes Bewußtsein, unsichtbar, ungreifbar, reine Geistnatur neuer Art und doch verbunden mit der alten? Sollte die Seele Identität mit sich bewahren können, innerhalb und außerhalb des Leibes?

Nie haben die Menschen früherer Zeiten daran Zweifel gehabt. Aber für uns sind es neue Fragen und besonders verdächtig, weil es so einfache Fragen sind. Denn das Einfache ist für modernes Denken das Schwerste. Wir wollen uns darüber erneut Gedanken machen, nachdem weitere Berichte für sich selbst gesprochen und uns die Vielfältigkeit der Sterbeerlebnisse noch deutlicher vor Augen geführt haben. Zunächst sollen drei Berichte vom Ich-Austritt des Sterbenden diesen Abschnitt beschließen.

In allen drei Beispielen handelt es sich um Berichte von Unfällen. Die plötzliche Bedrohung des Lebens, jäh hereinbrechende Todesgefahr, die überraschende äußerste Beanspruchung der körperlichen Kräfte, Ertrinken, Erfrieren, Sturz, Unfall scheinen den Menschen für dieses Erlebnis des Ich-Austritts besonders wach zu halten. Einer der nun sprechenden Berichterstatter erinnert sich eines Unfalls in seinen Jugendtagen. Er brachte ihm für das ganze Leben eine bleibende Erfahrung. Dieser Bericht ist interessant, weil er uns, ohne jeden Versuch der Deutung, nur das, was geschehen ist, zeigt und weil wir hören, daß schon ein Kind den Ich-Austritt im Sterben erleben kann.

W. hatte als Elfjähriger den Draht einer elektrischen Leitung beiseite zu räumen, den der Sturm vom Mast herab auf die Straße geworfen hatte. Als er den Draht packte, riß ihn die Hochspannung sofort zu Boden und warf ihn über die Straße. Dort blieb er bewußtlos liegen, ohne daß die Hände den Draht hätten loslassen können. Er hing zehn Minuten am Draht, und alle Zuschauer hielten ihn für tot.

»Alsbald kam ich außerhalb meines stofflichen Leibes zu mir und sah ihn daliegen . . . Ich konnte mit rasenden Schmerzen den furchtbaren Strom mich durchströmen fühlen, während ich etwa zwei Meter von meinem natürlichen Leibe entfernt stand. Ich konnte mich aus eigenem Willen nicht rühren. Die Arme meines astralen Leibes wurden starr gehalten, als griffen sie einen Draht, der nicht da war, gerade wie meine wirklichen Arme einen Draht fühlten, der wirklich da war . . . Inmitten dieser Höllenqualen konnte ich die anderen neben mir stehen sehen. Stumm vor Angst, wagten sie mich nicht zu berühren. Vergeblich schrie ich ihnen zu, nach Hilfe zu laufen. Sie konnten weder mich sehen noch mein Rufen hören . . . Plötzlich schienen sie zu sich zu kommen. Ich konnte sehen, wie sie umherliefen und nun selbst mit aller Kraft um Hilfe schrien. So

stand ich hilflos da, mehrere Minuten lang. Sie erschienen mir wie ebensoviele Jahre. Da konnte ich Leute sehen, die aus allen Richtungen auf die Stelle zuliefen, wo mein Körper lag. Ich wußte sofort, daß einer von ihnen mich befreien würde. Unter ihnen war M., einer meiner besten Freunde. Noch einen Häuserblock entfernt, kletterte er über einen Zaun. Auch zwei Frauen aus der Nachbarschaft kamen. Ich erkannte sie. Und dann kam ein Mann mit seinem Sohn auf mich zu; der hatte ein Beil in der Hand und Gummistiefel an den Füßen. Er bückte sich und hob meinen Körper auf. Und während er dies tat, war mir, als schwänge ich mich in ihn zurück und wäre wieder bewußt da, während die Nachbarn mich umstanden und zusahen. Der Arzt kam. Er wunderte sich, daß ich noch am Leben war. Ich war ›zurückgekehrt‹.«[36]

Eine ausführliche Deutung seines Sterbeerlebnisses, auf die ich noch zurückkommen werde, hat der Schweizer Architekt S. v. J. mitgeteilt. Er wurde am 16. 9. 1964 aus dem Auto geschleudert und blieb mit 18 Knochenbrüchen bewußtlos auf der Straße liegen. Er nennt das uns hier beschäftigende Phänomen des Ich-Austritts »ein erstes Intermezzo« im Vorgang seines Sterbens.

»Ich schwebte über der Unfallstelle und sah dort meinen leblosen, schwerverletzten Körper genau in der Lage liegen, die ich später im Polizeibericht beschrieben fand. Ich sah auch deutlich unseren Wagen und die Zuschauer. Dann beobachtete ich einen Mann bei dem Versuch, mich wieder zum Leben zurückzurufen. Ich konnte hören, was die Leute sagten. Der Arzt kniete rechts und gab mir eine Spritze. Zwei andere hielten mich von der anderen Seite und zogen mir die Kleider aus. Ich sah, wie der Arzt meinen Mund mit einem Spatel aufspreizte, mich künstlich zu beatmen suchte, und hörte ihn sagen: ›Ich kann keine Herzmassage machen, seine Rippen sind gebrochen.‹ Dann stand er auf und sagte — in einem komischen Berndeutsch —: ›Man kann nichts machen, er ist tot.‹ Man wollte meinen Körper vom Straßenrand entfernen und fragte

das Militär, wo es eine Decke gebe, um meine Leiche zu bedecken. Ich wollte lachen, ich wollte ihnen sagen: Leute, macht doch keinen Zirkus, ich bin noch gar nicht ganz gestorben. Ich fand das alles ein bißchen komisch, aber es störte mich keineswegs. Es machte mir geradezu Spaß, die Bemühungen der Leute mit ansehen zu können. Dann sah ich jemanden in einer Badehose mit einer kleinen Tasche in der Hand hinzukommen. Er sprach Schriftdeutsch mit dem Arzt. Er hatte mit ihm einen Wortwechsel, kniete daraufhin bei mir nieder und unternahm auch etwas mit mir. Ich konnte das Gesicht dieses Mannes ganz gut in mich aufnehmen. Und tatsächlich, einige Wochen später kam ein Mann in mein Spitalzimmer ... Ich war schockiert, denn ich wußte sofort, daß ich ihn schon irgendwo einmal gesehen hatte. Er sagte, daß er der Arzt sei, der mir die lebensrettende Spritze in mein Herz gegeben hätte — ich würde sagen ›satanische‹ Spritze, denn mit ihr hat mein Leiden begonnen. Ich erkannte ihn sofort und konnte mich auch gut an seine Stimme erinnern. Wir wurden sofort Freunde.

Es war interessant, diese schreckliche Szene zu sehen, wie nach einem Autounfall ein Mensch ›unten‹ starb. Besonders interessant war, daß dieser Mensch ich selber war und ich mich selber von oben her als Zuschauer ohne Emotionen, ganz ruhig in einem himmlischen, glücklichen Zustand, in einer ›göttlichen Harmonie‹ genau beobachten konnte. Es ist sehr selten, daß ein Mensch sich sterben sieht. Aber noch interessanter ist es, daß dies ohne Aufregung geschieht und mit der Befriedigung: Endlich sterbe ich. Dies war mein erstes vierdimensionales Erlebnis. Etwa drei Meter hoch schwebte ich über meiner Unfallstelle. Meine Sinnesorgane funktionierten, mein Gedächtnis konnte alles registrieren. Ich spürte kein Hindernis.«[37]

Für diesen Berichterstatter, von dem wir noch mehr hören werden, wird das Sterbeerlebnis zu einer religiösen Erfahrung, die ihn von Grund auf verändert und seinem Leben und Denken eine neue Richtung gibt. Er muß das Vokabular des Ostens zur Hilfe nehmen, um eine Ordnung zu finden[38].

»Ich glaube, in dieser Zeit wurde die . . . Silberschnur, die meinen Astralkörper noch mit meinen Gehirnchakras verband, wie eine astrale Nabelschnur immer dünner und elastischer. Der Augenblick nahte, wo diese Silberschnur wie ein hochgespanntes Gummiband zerreißen mußte. Dies hätte nach dem schon lange eingetretenen klinischen Tod den endgültigen Tod bedeutet, das heißt, der ganze Prozeß hätte eine Schwelle erreicht. Dann hätte es keine Rückkehrmöglichkeit von drüben mehr gegeben.

Ich weiß nicht, wie lange es noch gedauert hätte, bis die Silberschnur geplatzt wäre. Nach irdischer Zeitmessung wären vielleicht noch einige Sekunden oder Zehntelsekunden übriggeblieben, aber in der vierten Dimension hören die Zeit und der dreidimensionale Raum auf. So empfand ich diese kurze Zeit von einigen Minuten und Sekunden während meines klinischen Todes als mehrere Tage oder mehrere Wochen, da ich so viel in dieser kurzen Zeit erlebt hatte.«

Ein Unfall-Erlebnis, das für sich spricht, berichtet der österreichische Schriftsteller Paul Anton Keller. Er war dreißig Jahre alt, als er mit anderen jungen Burschen in seinem Dorf den Maibaum errichtete. Sie stemmten den Stamm in die Höhe, aber der Wipfelrest an der Spitze bekam das Übergewicht, der Stamm stürzte auf den Erzähler nieder:

»Ich hielt den Wipfel im Blick. Plötzlich überrieselte mich das Unbehagen vor einer unmittelbar drohenden Gefahr. In diesem Augenblick, einer Sekunde entscheidender Klarsicht, da mein bisheriges Leben in ein einziges, jäh aufgerissenes Blickfeld zusammenfloß und überschaubar war, knickte die Wipfelkrone ab. Pfeifen und Rauschen . . . Ich hörte Schreie. Ein furchtbarer Schlag riß mich nieder. Schmerz wühlte in meinem Körper. Dann erstarb jeder Laut. Doch nein, ich hörte noch, empfand, sah, erlebte und erfaßte das Ereignis des Augenblicks in einer Klarheit und Gelöstheit, wie ich nie vordem in meinem Dasein ein Lebendiges erlebt hatte . . . Ich sah mich selbst, sah meinen Körper neben der Grube im zertretenen

Wiesenstück liegen. Ein Lehmklumpen klebte an meiner rechten Schläfe, ich bemerkte ihn deutlich ... Nicht nur, daß ich meinen mir so wohl vertrauten Leib, der dort beschmutzt im Grase lag und den ich völlig teilnahmslos, ja fast aus der Empfindung geschärften Widerwillens betrachtete, sehen konnte. Ich hatte Anteil an den Schreckensgesten meiner Freunde und der Verzweiflung der Lehrerin, die statt des Maibaums einen Sterbenden vor ihrem Fenster im Rasen fand.

Der Arzt raste auf dem Fahrrad heran. Sie betteten den Leib hoch. Da sah ich nur noch den breiten Rücken des Arztes, der sich über diesen Körper beugte. Es kamen noch mehr Neugierige. Irgendeiner hatte dem Arzt meinen Rock abgenommen. Der Dorffriseur legte ihn neben die Regentonne. Seine Hand glitt in die obere Tasche und zuckte behend zurück. Die Finger umklammerten meine Uhr ... Ich packte seinen Arm, griff aber hindurch, als faßte ich ins Leere. Ich stellte mich in den Kreis der Gaffer, es gab keinen Widerstand für mich. Daß die anderen mich nicht sahen, der ich doch so wach lebte wie nie zuvor, erstaunte und verwirrte mich.

Plötzlich stand ich neben dem Arzt. Das wächserne Abbild meines Ich lag regungslos vor ihm. Verwunderung regte sich in mir, daß ich dies gewesen sein sollte, daß dieser bleiche Leib mir irgendwie zugehörte. Das Gesicht mit meinen Zügen erfüllte mich durch seine Leichenfarbe mit höchster Abneigung. Die Haare hingen wirr in die Stirn, ein Nasenflügel war aufgerissen und blutete heftig. Die Oberlippe hatte sich hochgezogen. Zwischen den gebleckten Zahnreihen war ein Aststück verklemmt; die Lehrerin zog es vorsichtig mit spitzen Fingern heraus. Der Arzt füllte die Injektionsspritze. Nicht ohne Neugier sah ich, wie er sie geschickt und doch behutsam in den Oberarm versenkte ... Eine dunkle Angst ergriff mich. In ihr verlor sich mein Gefühl von absoluter Ruhe ... Dann konnte ich plötzlich nichts mehr von der Außenwelt erkennen ...«[39]

Das Lebenspanorama im Sterbeerlebnis

Mit der Injektion des Arztes scheint das Erlebnis des Ich-Austritts beendet. Offenbar hat der wiederbelebte Kreislauf Blut in andere Zentren des Gehirns geleitet. Der Bericht Paul Anton Kellers fährt fort:

»Ich floß in wunderbar durchatmeten Zwischenreichen, deren ich mir kaum ahnend bewußt war und die ich dennoch mit sehr viel wacheren Organen erlebte, als sie Träumern und verwirrten Gehirnen geschenkt sind: Nochmals bekenne ich mich zur Realität des Erlebten und versichere eindringlich, niemals sonst in meinem Leben so deutlich, bis in sachlichste Verdichtung des Erfühlten, Wirklichstes erlebt zu haben. Was des weiteren mit mir geschah: ich möchte es ein Erwachen zur Klarheit nennen . . .«[40]

In dieser Klarheit erscheint nun den Sterbenden immer wieder, was die Psychologie das »Lebenspanorama« nennt. Ohne daß sie sagen könnten, welchen Zeitraum diese Erfahrung ihres Bewußtseins umfaßt, berichten sie, übereinstimmend in vielen Einzelheiten, davon, daß vor ihrer Seele das durchlebte Leben noch einmal vorübergeglitten sei, jedoch in einer eigentümlichen, noch nie zuvor bewußt gewordenen Durchsicht auf das Wichtigste. Ich setzte hierher den zweiten Teil des Berichtes, dessen Anfang wir schon gehört haben[41]. Gerade hat sich die sterbende E. B. eingestanden, daß sie in dem Zustand sei, »den die Menschen tot nennen«. Dann fährt sie fort:

»Dann wieder eine zeitlose Pause. Dann begannen vor meinem inneren Auge eine Menge Bilder aufzuflammen, die die wichtigsten Begebenheiten in meinem Leben darstellten. In diesen Bildern schien ich sowohl der Handelnde als auch der Zeuge für das zu sein, was sich da alles abspielte. Ich merkte, daß ich mit klarer Vernunft, völlig ohne Vorurteile und ohne verschwommene Gefühle selbst der Richter über alles war, was in meinem vergangenen Leben vorgefallen war, das Gute

wie das Böse. Als dieses Gericht vorüber war, zeigten sich nur noch die Menschen, mit denen ich durch das Band echter Liebe verbunden war. So wandte ich mich mit Bereitwilligkeit und Freude diesem neuen Leben zu, das nun für mich Gestalt anzunehmen begann ...«[42]

So distanziert, wie das Bewußtsein den Körper betrachtet, den es verlassen hat, blickt es jetzt in die Vergangenheit hinein. Verschiedene Szenen aus den früheren Tagen tauchen auf, Dinge, die der Erzähler gar nicht wissen konnte, weiß er nun plötzlich. Wie immer wir dies beurteilen wollen, das Phänomen des Lebenspanoramas wird so häufig berichtet, daß wir in ihm einen wichtigen Teil des Sterbeerlebnisses erkennen müssen.

Oft wird, wie wir es schon oben von Paul Anton Keller gehört haben, betont, daß diese Erfahrung mit einem Traum nicht verwechselt werden könne, weil sie eine Nähe zur Wirklichkeit besitze, die Träume niemals erreichen. Es handele sich nicht darum, daß in diesem Sterbeerlebnis Gedanken gelebt werden wie im Traum, vielmehr werde Leben gedacht und erlebt. Vor allem sei das Ich-Bewußtsein im Sterben völlig anderer Natur als im Traum. Der Träumende ist unfähig, sich selbst an den Platz eines kritischen Beobachters des Traumgeschehens zu stellen, von wo er jede Seite der Situation überblicken könnte. Der Träumende erlebt sich selbst als einen Teil der phantastischen Bilder, sein Bewußtsein von sich selbst ist direkt, aber nicht reflektiert. Der Sterbende erlebt es umgekehrt: er sieht sich in dieser Phase imstande und spricht immer wieder davon, sich selbst zu beurteilen. Im Schlaf und im Traum hingegen ist unser Wille, die Gedankengänge unter Kontrolle zu halten, gehemmt. Nur darum können die Bilder aufwallen und zu Herren des Feldes werden. Mindestens muß gesagt werden, daß unsere Selbstkontrolle im Traum reduziert ist. Wir kennen alle unseren eigenen Einwand im Traum gegen den Traum, daß wir uns noch während des Traumes sagen: »Ach, das ist ja nur ein Traum«, um den Eindruck der Bilder nicht zu mächtig über uns werden zu lassen. Aber diesen Einwand machen wir in unserem Traum selten, und wenn, so höchst flüchtig und ungläubig. In der Regel geben wir unser Ich im Traume hin.

Ferner ist das Traumgesetz der »paranoira«, der schon von den alten Griechen erkannten Neigung nämlich, die Dinge indirekt zu betrachten, die Gegenstände weniger zu zeigen, als auf sie anzuspielen, hinzuweisen, sie zu umkreisen oder einen Ersatz für sie zu finden, dem Sterbeerlebnis ganz fremd. Unsere Berichte sprechen stets von einer direkt angeschauten Wirklichkeit und einer unmittelbar erlebten Nähe des vergangenen Lebens. Jedes Ding erscheint dem Sterbenden als das, was es ist, jede Person spricht so, wie er es in seinem Leben erfahren hat. Nicht die gestaltende, sondern die auslesende Phantasie scheint hier die Oberhand zu haben.

Und die richtende Phantasie. Das Lebenspanorama des Sterbenden wertet. »Zwischen Bügel und Erde«, heißt es in jener Ballade von Börries von Münchhausen, habe der sich zu Tode stürzende Reiter sein ganzes verfehltes Leben noch einmal durchlebt und Gnade gefunden[43]. Das entspricht dem, was uns berichtet wurde. Die fromme Geschichte aus Dänemark trifft mit wenigen Worten diese Sache:

»Ein junger Fischer von der Westküste Jütlands wollte beim Baden einen Kopfsprung machen, stieß aber mit dem Kopf auf einen Stein und war am Ertrinken, da er das Bewußtsein verloren hatte. Zweimal kam er an die Oberfläche, versank aber wieder, ehe er gerettet wurde. Da rollte sein ganzes Leben an ihm vorüber. Zuerst fühlte er sich ganz verlassen. Dann erfaßte er Gottes Gnade und wurde als ein neuer Mensch herausgezogen.«[44]

Immer wieder wird gerade von denen, die von einem schnellen, gewaltsamen Sterben zu berichten haben, mit großem Erstaunen erzählt, daß das Lebenspanorama sich so überaus plastisch vor dem Auge ausbreitet. Viele ähnliche Erfahrungen, Bergsteigerkreisen wohlbekannt, stehen hinter dem Bericht des Österreichers Hias Rebitsch. Er stieg eine Seillänge vor seinem Bergkameraden, durch drei Haken gesichert, die Goldkappel-Südwand in Südtirol hinauf. Ein Überhang trennt ihn noch von seinem Ziel. Er glaubt ihn schon überwunden, da löst sich ein Haken, er stürzt hintenüber, in den Abgrund hinaus in rasendem Sturz:

»Noch erfasse ich es voll, nehme die Vorgänge um mich her noch bewußt auf: ein kurzer Bremsruck. Ich registriere: Der erste Haken ist gegangen. Der zweite. Ich schlage an den Fels, schleife ihm entlang hinab, will mich noch wehren, an ihm verkrallen. Aber unaufhaltsam schleudert mich eine wilde Gewalt weiter hinab. Verloren. Aus.

Doch jetzt fühle ich keine Angst mehr. Die Todesfurcht weicht. Alles Gefühl, jede Wahrnehmung ist ausgelöscht. Nur mehr Leere, völlige Ergebenheit in mir und Nacht um mich her. Ich stürze auch nicht mehr. Ich sinke sanft auf einer Wolke durch den Raum, ergeben, erlöst. Habe ich das Tor zum Schattenreich schon durchschritten? In die Finsternis um mich kommt plötzlich Licht und Bewegung. Verschwommene Gestalten lösen sich aus mir heraus, werden immer klarer. Auf einer Leinwand in mir leuchtet ein Film auf: Ich sehe mich in ihm wieder, wie ich, erst drei Jahre alt, zum Krämer nebenan tippele. In der Hand halte ich den Kreuzer fest umschlossen, den mir meine Mutter gegeben hatte, damit ich mir ein paar Zuckerl kaufe. Dann sehe ich mich als Kind, sehe mich, wie ich mit dem rechten Bein unter eine stürzende Bretterlage gerate. Der Großvater müht sich ab, die Bretter hochzuheben. Mutter kühlt und streichelt den gequetschten Fuß ... Immer mehr Bilder aus meinem Leben flimmern auf, werden durcheinandergeschüttelt ... Das Filmband ist gerissen. Lichterschlangen fahren wie Blitze durch den leeren schwarzen Hintergrund. Feuerkreise, sprühende Funken, flackernde Irrlichter ... Wieder stehe ich vor mir selber. Ich kann mich physisch nicht in dieser Gestalt erkennen, aber ich weiß, ich bin es ... Plötzlich ein Ruf aus weiter Ferne: Hias! und wieder Hias!, Hias! Ein Anruf aus meinem Innern? ... Auf einmal übersonnter Fels und Licht und Ruhe vor meinen Augen. Sie haben sich geöff-

net. Das Fenster in die Vergangenheit war aufgestoßen worden. Jetzt ist es wieder verschlossen. Und noch einmal der angstvolle Schrei. Er kommt aus dieser Welt, von oben ... Erst jetzt kommt mir zu Bewußtsein: Ich habe gerade einen tiefen Sturz überstanden, bin von langer Reise rückwärts durch mein Leben, aus einem früheren Dasein zurückgekehrt, bin wieder in meine Haut hineingeschlüpft. Am Seil arbeite ich mich die zwanzig Meter hinauf ... Der letzte Haken hatte gehalten.«[45]

Wir können darüber streiten, ob für die Schockreaktion andere psychische Gesetze gelten als für das Sterben. Es gibt Mediziner, die so phantastische Erlebnisse damit erklären, daß die Todesangst die Nebennierenrinde zur Produktion und Ausschüttung von Hormonen veranlaßt, die ähnlich wirken wie bestimmte Gifte, etwa Haschisch und LSD. Alles Nähere dazu werden wir später erörtern. Mir aber scheint dieser Bericht, dem andere Bergsteiger ähnliche an die Seite stellen, die psychische Natur des Sterbens zu bestätigen. Obwohl dieser Stürzende organisch noch gar nicht beschädigt war, hat er das Erlebnis des Sterbens vorweggenommen und sein »Lebenspanorama« erlebt. Er starb gleichsam psychisch an seiner Todeserwartung, wenn es auch nicht zum Tode kam. So wurde, wie Arthur Jores berichtet, bei elektrischen Hinrichtungen in Amerika die Beobachtung gemacht, daß manche Verbrecher tot sind, bevor überhaupt der Strom eingeschaltet ist[46].

Neben der richtenden Phantasie des Lebenspanoramas beobachten wir nicht selten die befreiende und erlösende. Lösenden, erlösenden Charakter gewinnt es, wenn es sich so oft als Heimkehr in die früheste Vergangenheit darstellt. Die Gegenwart entschwindet, die Vergangenheit wird unsicher, je weiter sie zurückliegt, aber die am frühsten erlebte Vergangenheit steigt im Menschen auf, als betrete er endlich wieder den Garten Eden.

»Es waren vor allem Erlebnisse, die ich mit meinen Eltern in den Ferien hatte, die immer besonders schön für mich wa-

ren. Diese Lebensbilder sind sehr rasch an mir vorübergezogen und staffelten sich nach rückwärts bis etwa zu meinem fünften Lebensjahr. Diese Bilder waren nur mit Menschen angefüllt, die mir nahestanden und lieb waren. So sah ich meine Eltern und meine Schwestern, aber auch meine Freunde, mit denen ich gerne zusammen war. Es waren durchweg nur positive, erfreuliche und angenehme Bilder.« [47]

Andere erleben ihr Sterben fast ausschließlich in höchst intensiven Musikeindrücken so, als wären sie selbst diese Musik. Davon werden wir noch sprechen. Zum Thema des Lebenspanoramas gehören diese Erlebnisse jedoch dann, wenn es sich nicht nur um eine phantastische Sphärenmusik, sondern um die aus dem Leben erinnerte Lieblingsmusik des Sterbenden handelt, die er plötzlich mit einer neuen unbekannten Wachheit erlebt und als den Ausdruck seiner Ablösung aus der Stoffwelt und harmonischen Befreiung durchwandert, als höre er sie zum allerersten Mal und doch zugleich als das Sinnbild seiner irdischen Existenz.

Nicht selten wird dem Sterbenden nach der Aufhebung der Körperempfindung das befreiende Lebenspanorama auch im Erlebnis der Auflösung seiner allernächsten Konflikte geschenkt. Mein Freund H. S. litt im Kriege wie wir alle sehr darunter, daß die Post so häufig viele Wochen brauchte, bis sie zu uns in die Hauptkampflinie gelangte. Gerade an dem Tage, als ihm der Bauch zerfetzt wurde, hatte er morgens erzählt, wie ihn die Sorge um den schwer erkrankten Vater und die um seinen Bruder bedrückte, von dem man nicht wußte, ob er gefallen oder in Gefangenschaft geraten war. Wir meinten sicher zu sein, mein Freund sei tot, und deckten ihn mit der Zeltplane zu. Aber dann wachte er, kurz bevor er starb, noch einmal auf und erzählte mit der glücklichsten Miene, er hätte sie alle getroffen, der Vater habe bei den Rosen im Garten gegraben, und der Bruder habe mit dem Schwesterchen und dem Hund im Grase gespielt. Während er dies sagte, fiel ihm der Schnee aufs Gesicht, unter dem wir ihn dann lassen mußten.

Vielleicht konnte H. S. uns nur den Anfang seines Sterbeerlebnisses mitteilen, den Teil, der sein Unterbewußtsein am stärksten beschäftigte. Wir hören immer wieder davon, daß die tröstenden Erinnerungsbilder aus der Gegenwart im Zuge zurück durch die Jahre bis in die früheste Kindheit führen, als hätte der Sterbende nun auf den Tod zu den Wiedereintritt in seine Geburt zu leisten.

»Ich sah im Zustand der Bewußtlosigkeit wie im Film mehrere Bilder aus meinem früheren Leben, die sonderbarerweise von der Gegenwart rückwärts in die Vergangenheit meines Lebens verliefen. Zuerst sah ich das Bild meiner Mutter, die mich anlächelte, obwohl sie damals mit einer Gallenkolik im Krankenhaus lag. Mit dem Bilde der Mutter verband sich die Gewißheit, daß sie wieder gesund ist. Als ihr Bild verblaßte, stand mein Vater fröhlich vor mir. Er hielt mich an der Hand und ging mit mir in unserer Heimat einen Berg hinauf. Rechts und links am Wege waren sehr viele Blumen. Er zeigte sie mir. Die ganze Landschaft war blühend und im Sonnenlicht gebadet. Ich fand einen großen Stein und wendete ihn um: er war schwerelos. Auf seiner Rückseite war eine Fülle der schönsten Bergkristalle. Sie schlossen sich wie ein Dom zusammen. Ich hatte viel Freude daran. Beim Weiterwandern auf dem Wege war ich plötzlich bei vielen Kindern auf einer großen, blühenden Wiese. In einem sanften Rhythmus erklangen helle Töne. Wir tanzten zusammen. Dann waren plötzlich meine Geschwister um mich. Als sie zurückblieben, kam mir meine kleine Freundin entgegen. Sie war in ihrem sechsten Lebensjahr gestorben. Jetzt hatte sie hell leuchtendes Haar. Ich war ebenso klein und ebenso alt wie sie. Im letzten Bild fühlte ich mich im Alter von etwa drei Jahren. Ich lag auf einmal in meinem Bettchen. Das schmale und zarte Gesicht meiner Großmutter neigte sich über mich und blickte mich freundlich an. Ich wußte sofort, daß es meine Großmutter war, obwohl ich mich niemals an sie hatte erinnern können. Sie war von einem breiten Sonnenstrahl beleuchtet. Zugleich hörte ich helle Töne wie von einer Frauenstimme. Es könnte meine Mutter

gewesen sein. Sie sang immer sehr viel. Aber nun war ich wieder zu mir gekommen. Ich war traurig und enttäuscht, daß all diese schönen Bilder nun fort waren . . .« [48]

Das sind uns naiv erzählte Geschichten, aber ich würde zögern, sie als Reflexe auf Ereignisse im Körper abzutun. Wir werden auf diese Frage noch zu sprechen kommen. Sollte sich das so ungeheuer komplizierte Leben der menschlichen Seele, das Schatzhaus einer menschlichen Vergangenheit in der letzten Stunde auf eine Kinderbuch-Erzählung reduzieren lassen? Wäre nicht eher zu vermuten, der Sterbende werde durch den beginnenden Ausfall vieler Schaltstellen in seinem Gehirn kindisch wie ein verkalkter Greis, als daß wir jetzt zu guter Letzt die hohe Forderung und Begnadung des Evangeliums erreichen und wie Kinder werden, Menschen nämlich, die das Dasein als reines Geschenk nehmen, unverdient und beglückt von seiner nicht ermeßbaren Güte?

Noch einmal müssen wir auf diese Erfahrung zurückkommen: Sterbende nehmen ihr Lebenspanorama nicht nur passiv entgegen wie einen Film. Sie arbeiten vielmehr mit ihm und mit dem Ich, das sich in ihm verwirklicht und sich in diesen Texten so hilflos vor diesem Erleben ausdrückt. Dazu jetzt ein Bericht, in dem sich vieles, was wir bislang über Ich-Austritt und Lebenspanorama hörten, in einer unschwer zu deutenden Symbolik zu einem ausführlichen Zeugnis der »Sterbearbeit« der Seele zusammenfindet:

»Samstag nachmittag kam ich wieder zum Bewußtsein. Ich lag in der Infektionsklinik und hatte die Infusionsflasche am Arm. Je wacher ich wurde, desto deutlicher wurde mir meine Lage. Ich war in eine Welt zurückgekehrt, die ich als klein, nichtig, unwirklich empfand. Ich wußte, daß ich irgendwie ›draußen‹ gewesen war, in einem Zustand, der Raum und Zeit nicht kannte. Ich war einerseits glücklich, wenn ich daran dachte, was ich erlebt hatte, andererseits zugleich sehr enttäuscht, daß ich nun wieder in meinem zerstörten Leibe war. Aber was hatte ich eigentlich erlebt? Ein Traum war es nicht

gewesen. Dazu empfand ich das Ganze viel zu wirklichkeitsnah. Ich war in einer völlig anderen Welt gewesen. Träume vergißt man so schnell, bestimmt ihre Einzelheiten. Dieses Erlebnis bleibt deutlich vor meinen Augen. Ich war auf einem erhöhten Platz. Um mich herum war es dunkel gewesen, aber ich fühlte mich trotzdem behaglich und fand mich vollkommen dort zurecht. Als ich mich dann umsah, konnte ich erkennen, daß vor mir im Dunkeln eine ziemlich hohe Mauer errichtet war. Diesseits der Mauer war eine Stiege. Sie ging dicht an der Mauer entlang und führte mehr und mehr in immer hellere Gegenden, weiter von mir fort und aufwärts nach der rechten Seite hin. Dann verschwand sie in einem starken und klaren Lichtschein.

Von meinem Platz aus konnte ich, nicht weit entfernt von mir, ein braunes, runzliges, gebrechliches Männlein erkennen. Es wollte die Stiege hinauf zum Licht. Aber es schien so, daß es sich gar nicht rührte. Es trug, wie ich beim genauen Hinsehen feststellte, eine Last auf dem Rücken. Sie sah aus wie ein Sack und war offensichtlich so schwer, daß dem Mann die Knie wankten. Ich sagte mir sofort, daß ich dem armen Schlucker helfen müßte, denn ich fühlte mich ihm verbunden und verantwortlich für ihn. Zugleich sah ich aber ein, daß ich von hier oben aus wenig für ihn tun konnte.

Er war auf seinem dunklen Wege hinauf zum Licht noch nicht weit gekommen. Um ihn herum war es schwarz, der Weg schien aus weichem Kohlenstaub zu bestehen. Erst weiter oben wurde es heller. Ich hatte Mitleid mit dem Männlein. Wir gehörten zusammen. Wie sollten wir aus dieser Situation hinausgelangen?

Obwohl ich mit diesem erbärmlichen Wesen allein war, spürte ich doch die Gegenwart eines anderen: Da war eine Stimme in mir, die mir auf alles, was ich dachte, sofort deutlich antwortete. Wie kommen wir hier heraus? Die Stimme gab mir aus unmittelbarer Nähe zur Antwort: Du wolltest ja immer Großes erleben und Großes tun; hier hast du jetzt Gelegenheit! Aber ich schaffe es nicht, gab ich zur Antwort. Die Stimme sagte: Du darfst deinen Leib verlassen, der dort unten steht; dir steht der Weg nach oben offen! – Aber ist das nicht unrecht, den armen geplagten Leib zu verlassen, hier mitten auf dem Wege zum Licht? – Du mußt ihm durch deinen Willen helfen! – Ein verlockendes Angebot, den Leib zu verlassen, sagte ich, aber ich entschließe mich doch zu kämpfen ...

Ich kämpfe lange mit mir. Dann erblicke ich das Männlein wieder. Es war inzwischen ein Stück weiter vorangekommen. Aber als ich es beobachtete, rührte es sich wieder nicht. Ich entdeckte dann, daß es gewachsen war. Auch der Sack schien kleiner und leichter geworden zu sein. Das Männlein hatte jetzt gerade Beine, die Knie waren nicht mehr gebeugt. Ich war froh darüber, daß ich das Wesen nicht verlassen hatte, und wandte mich wieder zu meinem unsichtbaren ›Freund‹. Ich glaube, wir werden es schaffen, du hast mich so gestärkt durch deine Nähe. Die Stimme antwortete: Du siehst, der Wille zum ehrlichen, gerechten Kampf führt immer zum Ziel.

Die Antwort war vage, aber ich fühlte sofort Wärme und Dankbarkeit in mir aufsteigen. Ich war meinem ›Freund‹ begegnet. Er hatte mir Hoffnung geschenkt. Ich werde ihn nie mehr vergessen. Ich fühlte mich auch fortan nie getrennt von ihm, er stand mir zur Seite, er sprach aus mir selbst heraus. Ich sah, daß das Wesen zu meinen Füßen nun überhaupt keine Last mehr trug. Und da fand ich mich wieder in meinem eigenen Leibe vor, hier in der Klinik. Es kam mir alles lächerlich und kläglich vor ...«[49]

Die Botschaft des Seelenführers erscheint in der Tat nicht nur vage, sondern trivial. Es ist eine Allerweltsweisheit, daß ehrlicher Wille zum Ziel führt. Es wird auch der Widerspruch nicht aufgelöst, daß das Ich mit dieser Weisheit beschenkt wird, obwohl es doch ausdrücklich dem Rat des »Freundes« nicht folgte, also den »armen geplagten Leib« nicht sich selbst überließ, um freier zum Licht zu streben. Ich halte es für möglich, daß das Ich des Erzählers in diesem inneren Erlebnis die Arbeit mitvollzogen hat, die sein Körper zur gleichen Zeit leistete, indem er durch die Infusion des neuen Blutes das Gift ausschied und wiederbelebt wurde. Das Mitleid mit dem

»armen Schlucker«, das Abnehmen seiner Last könnte den wiedererwachenden Willen ausdrücken, in diesen Körper zurückzukehren. Zugleich bringt diese Rückkehr, als wie erbärmlich sie empfunden wird, sobald sie realisiert wird, einen Gewinn: Das Ich ist zwar nicht »nach rechts oben« ins Licht gelangt, hat aber immerhin, sich dorthin wendend, die Identität von »Licht« und »Freund« erleben und beobachten können, daß auch das braune Männlein, der kranke Körper, die Last der Vergangenheit los wird und auf dem Pfade aufrecht ein Stück weiter in die Höhe gelangte.

Aber unabhängig von allen Möglichkeiten der Deutung bestätigt uns diese Geschichte, daß der Vorgang des Ich-Austritts im Sterbeerlebnis mit einer Aufarbeitung des vergangenen und gegenwärtigen Lebens verbunden sein kann. Hier zeigt sich das Lebenspanorama verbunden mit dem Erlebnis einer imaginären Landschaft, im Ausblick auf Mauer, Weg und Licht, in der mythengeschichtlich ja hundertfach belegten Erfahrung von Wanderung durch ein Zwischenreich. Die Szene hat düstere Züge. Das Bild ist karg und drückend. Der Erzähler wünscht frei zu sein, ist es aber nicht.

Ganz anders berichtet S. v. J., dessen Austritts-Erlebnis wir schon kennen, sein Lebenspanorama:

»Dann begann ein phantastisches vierdimensionales Theaterstück, das sich aus unzähligen Bildern zusammensetzte und Szenen aus meinem Leben wiedergab. Um irgendeine Größenordnung zu bekommen, habe ich damals die Zahl 2000 angegeben, aber es könnten auch 500 oder 10000 Szenen gewesen sein. In den ersten Wochen nach dem Unfall konnte ich mich an 150 bis 200 erinnern. Leider konnte ich die Erinnerung nicht auf dem Tonband festhalten.

Aber die Zahl ist im Grunde genommen nicht wichtig. Jede Szene war vollständig abgerundet. Der ›Regisseur‹ hat seltsamerweise dieses Theaterstück so zusammengestellt, daß ich die letzte Szene meines Lebens, das heißt meinen Tod auf der Straße bei Bellinzona, zuerst sah, während die letzte Szene dieser Vorstellung mein erstes Erlebnis war, nämlich meine

Geburt. Jede Szene hatte Anfang und Ende, nur die Reihenfolge war umgekehrt. So begann ich damit, meinen Tod wiederzuerleben. Die zweite Szene zeigte mir die Fahrt über den Gotthard, zum ersten Male nicht als Lenker des Wagens, sondern als Mitfahrer bei strahlender Sonne und kleinen Schneekappen auf den Bergen. Ich fühlte mich glücklich.

Alle Szenen sah ich so, daß ich nicht nur Hauptdarsteller, sondern gleichzeitig auch Beobachter war. Es war, . . . als ob ich von oben und von unten oder von der Seite oder wechselnd von jeder Seite her gleichzeitig das Ganze miterlebt hätte. Ich schwebte über mir selbst. Ich betrachtete mich selbst von jeder Seite und hörte zu, was ich sagte. Meine ganze Seele war ein sensibles Gerät, mein Gewissen wertete mein Handeln sofort aus und beurteilte mich und meine Taten. Aber merkwürdigerweise wurden die schlechten Taten in dieses Schauspiel nicht miteinbezogen, ich sah nur ›Szenen‹, in denen ich glücklich gewesen war. Harmonie war nicht nur in mir, sondern auch in der ganzen Umgebung sowie in den Seelen aller Beteiligten. Es war sehr merkwürdig, daß diese harmonischen Erinnerungen auch in jenen Szenen auftauchten, die nach unserer gegenwärtigen gesellschaftlichen Moral als schlechte Taten bezeichnet würden oder nach unserer religiösen Auffassung Sünden oder sogar Todsünden gewesen wären . . .«[50]

Der Berichterstatter behauptet alsdann, in diesem Lebenspanorama so etwas wie eine Umkehrung der Werte erfahren zu haben. Schrittweise sei das Negative unterdrückt worden, während er einen kritischen Blick für alles in seinem Leben gewann, was er nicht aus freien Stücken getan hatte, wie gut es auch immer gewesen sein mochte.

Wir werden das Erlebnis des Lebenspanoramas, eine eigentümliche Weise der Rechtfertigung des Ich, als einen Teil des Sterbeerlebnisses hinzunehmen haben. Eine tiefenpsychologische Deutung würde Sigmund Freuds Gedanken der »Zensur« aufnehmen. Unser Unterbewußtsein, meinte Freud, begleitet unser Leben in der Hinsicht zensurierend, daß es unsere Urteile über unsere negativen Handlungen niederhält. Nur diese »Zensur« ermöglicht es uns auch, jeden Morgen unsere Lebenslast wieder aufzunehmen und den Tag zu beginnen, als hätten wir zuvor nicht immer nur versagt. Freud hat nun an zahllosen Beispielen seine Theorie erhärtet, daß in unseren Träumen diese Zensur zwar gelockert, aber nicht aufgehoben ist. Auch im Traum müht sich das Unterbewußtsein, belastende, scheubare Erinnerung und unsere uns erschreckenden Wünsche unter Symbolen und Bildern zu verhüllen und Wahrheiten, die uns zerstören könnten, nicht lebendig werden zu lassen. Es bedarf einer besonderen Anstrengung, unser Gewissen, unser Wissen, das die guten und die schlechten Handlungen beurteilt, zu Wort kommen zu lassen. Das Unterbewußtsein wirkt dieser Anstrengung entgegen. Im Sterbeerlebnis des Lebenspanoramas, so könnten wir diese Theorie ergänzen, gibt es gleichsam seine Mühe auf. Jetzt muß daher der Mensch durch den Fortfall der Instanz, die Freud die Zensur nannte, offenbar werden. Was er von sich weiß, steht nicht mehr unter der lebensfördernden Zensur, die diesem Wissen so lange verboten hat, sich auszusprechen. Was gut und was schlecht an ihm war, hatte er sich bislang höchst selten eingestanden. Jetzt ist es möglich geworden, sein Bewußtsein verlangt Rechenschaft.

Mit der hellseherischen Phantasie des Dichters hat Leo Tolstoj in seiner großen Erzählung »Der Tod des Iwan Iljitsch« die Phantasien nachempfunden, in denen ein Sterbender Rechenschaft für sein verfehltes Leben sucht. Langatmig war zuvor, ohne eine Wertung, dieses Leben des Richters und Staatsanwaltes Iljitsch, der in seinem Dienst das Amtliche und das Private immer säuberlich zu trennen wußte, erzählt worden. Er wollte stets angenehm und bequem leben und hatte das auch erreicht, obwohl er mit einer zänkischen und eitlen Frau geschlagen war. Nun aber in seiner unheilbaren Krankheit erkennt er, daß dieses angenehme Leben »sehr einfach und sehr gewöhnlich und doch entsetzlich« gewesen war. Er, der so viele verurteilt hatte unter peinlicher Wahrung der Formen, ist nun selbst verurteilt. Drei Tage lang stirbt er, laut und qualvoll, aber mit den Bildern seiner Vergangenheit stellt sich die Hoffnung ein, jetzt noch alles gutmachen zu können. Eine Stunde vor seinem Tode »war Iwan Iljitsch ins Loch hineingefallen und sah das Licht, und ihm war offenbar, daß sein Leben nicht so war, wie es hätte sein sollen, aber daß er es noch gutmachen könne. Er fragte sich ›Was ist denn gut?‹ und war still und horchte.« Seine Familie ist ihm lästig. Aber hat sie nicht noch mehr unter ihm gelitten?

»Und plötzlich war ihm klar, daß das, was ihn quälte und nicht aus ihm herauswollte, auf einmal herausging von zwei Seiten, von zehn Seiten, von allen Seiten. Sie taten ihm leid, er mußte etwas tun, daß sie nicht mehr zu leiden brauchten; er mußte sie retten und sich selber von den Leiden retten. ›Wie gut und wie einfach‹, dachte er. ›Und der Schmerz?‹ fragte er sich. ›Wo soll der hin? Ja, wo ist denn der Schmerz?‹ Und er horchte auf. ›Ja, da ist er. Nun meinetwegen.‹ ›Und der Tod? Wo ist der Tod?‹ Und er suchte seine frühere Todesangst und fand sie nicht. ›Wo ist sie? Wo ist der Tod?‹ Die Angst war nicht mehr da, weil auch der Tod nicht mehr da war. Anstelle des Todes war ein Licht da. ›Das ist es also‹, sagte er laut. ›Welche Freude!‹

Für ihn vollzog sich das alles in einem Augenblick. Und die Bedeutung dieses Augenblicks wechselte nicht mehr. Für die, welche an seinem Bett standen, dauerte der Todeskampf zwei Stunden. In seiner Brust brodelte es, sein ausgezehrter Körper bebte. Dann wurde das Brodeln und Röcheln immer seltener.

›Es ist zu Ende‹, sagte jemand über ihm.

Er hörte die Worte und wiederholte sie in seiner Seele.

›Der Tod ist zu Ende‹, sagte er sich, ›er ist nicht mehr.‹ Er schöpfte Luft, blieb mitten im Atemzug stecken, streckte sich aus und starb.«[51]

Die Ich-Ausweitung im Sterbeerlebnis

»Anstelle des Todes war ein Licht da«, hatte Iwan Iljitsch gesagt, und wir erinnern uns des braunen Männleins, das sich ins Licht hinaufarbeitet. »Mehr Licht!« soll Goethe als sein letztes Wort gerufen haben, so als sei ihm der Aufgang von Licht im Sterben schon gegenwärtig. Das Lebenspanorama ist vorübergeglitten. Das aus seiner kranken Körpergestalt herausgetretene Ich hat die Rechenschaft geleistet, hat Schuld und Versagen seines Daseins vor sich vorbeiziehen lassen und das Gute seines Lebens, die Güte seiner Existenz neu empfangen. Wir alle werden, wie es im Leben geschehen ist, sofern wir uns je auf den Weg zur Ganzheit begeben haben, im Sterben das Kreuz erleben, »unfehlbar dem begegnen, was uns durchkreuzt«, wie es der Tiefenpsychologe sagt. Aber wir werden zugleich, wenn wir unseren Berichten trauen dürfen, in das Licht hineingehen.

Das Lichterlebnis im Sterben ist eine heute verschüttete uralte Menschheitserfahrung. Die Literatur der Völker ist voll von Zeugnissen. Im Buddhismus hat diese Erfahrung zu subtiler liturgischer Sterbepraxis geführt. So heißt es im »Tibetanischen Totenbuch«:

»Wenn die Ausatmung aufhört, wirkt die Lebenskraft in das Nervenzentrum der Weisheit, und der Wisser erlebt das klare Licht (in seiner) ursprünglichen Beschaffenheit. Wenn dann die Lebenskraft rückwärts geworfen wird und durch die rechten und linken Nerven hinunterfließt, dämmert der Zwischenzustand kurz auf ... Die Zeit (die gewöhnlich für diese Bewegung der Lebenskraft nötig ist) dauert so lange, als noch Einatmung vorhanden ist, oder ungefähr so viel Zeit, als man zum Verzehren eines Mahles braucht.

Jetzt ist die Wirklichkeit, das Bardo-Licht zu erfahren ..., worin alle Dinge wie der leere, wolkenlose Himmel sind und der nackte, fleckenlose Geist wie ein durchsichtiges Vakuum ohne Umkreis oder Mittelpunkt. In diesem Augenblicke erkenne dich selbst und verharre in diesem Zustand ... Zu dieser Zeit setze dich von Angesicht zu Angesicht. Wenn dies gelesen worden ist, wiederhole es viele Male in das Ohr des Sterbenden, sogar bevor die Ausatmung aufhört, damit es sich dem Sinn des Sterbenden einprägt. Wenn die Ausatmung fast aufhört, lege den Sterbenden auf die rechte Seite, ... damit die Lebenskraft nicht in den Mittelnerv zurückkehrt, sondern sicher durch die brahmanische Öffnung hinaustrete. In diesem Augenblick wird der Bardo des klaren Lichtes der Wirklichkeit ... von allen lebenden Wesen zuerst erblickt. Die Pause zwischen dem Aufhören der Ausatmung und dem Aufhören der Einatmung ist die Zeit, während der die Lebenskraft im Mittelnerv verweilt ...

Hat die Ausatmung völlig aufgehört, drücke fest auf den Schlafnerv ... und schärfe dem Sterbenden folgende Worte ein: Ehrwürdiger Herr, jetzt, da du das klare Urlicht erfährst, versuche in diesem Zustand, den du jetzt erfährst, zu verharren ... Jetzt erfährst du die Strahlung des klaren Lichtes reiner Wirklichkeit. Erkenne sie ... Dein eigenes Bewußtsein, das zu nichts geformt und in Wirklichkeit leer ist, und der erkennende Geist, leuchtend und glückselig, diese beiden sind unzertrennlich. Die Vereinigung von beiden ist der Zustand vollkommener Erleuchtung. Dein eigenes Bewußtsein, leuchtend, leer und untrennbar von dem großen Strahlungskörper, hat weder Geburt noch Tod und ist das unveränderliche Licht – Buddha Amithaba (Zustand des grenzenlosen Lichts).«[52]

Es ist hier nicht der Ort, diese Sätze aus einem uns sehr fernen kulturellen Zusammenhang zu deuten. Sie dienen uns nur als eines von zahllosen Beispielen, die die Bedeutung der Licht-Erfahrung im Sterbeerlebnis belegen. Liegt der Sterbebericht, der mir als jüngster unter dieser Arbeit soeben erst aus Holland zuging, so weit ab von diesem alten Beispiel?

»Ich war ein Mädchen von zehn Jahren. Meine Eltern gingen mit mir im Sommer gern ins Schwimmbad am Fluß. Das Kinderbassin war mit Brettern ausgeschalt. Ich konnte dort gut stehen, wenn ich mit den anderen Kindern spielte. Einmal aber rutschte ich auf dem glitschigen Boden plötzlich aus. Ich ging sofort unter, kam wieder nach oben, verlor aufs neue das

Gleichgewicht und ging wieder und nun vollständig unter. Ich weiß nicht, wie lange mein Ertrinken dauerte. Aber ich weiß, daß ich bei vollem Bewußtsein war. Hinterher konnte ich mich daran erinnern, daß ich eine Grenze überschritten habe und in eine neue Wirklichkeit eintrat. Eine Fülle von Licht umstrahlte mich. Die Hauptfarbe war rot; sie ging über ins Gelb und Orange. Wenn ich sage ›umstrahlte‹, so ist mir das als eine Wirklichkeit erinnerlich, die sich der Art unseres Wahrnehmens entzog. Es war ein Wahr-Nehmen im wörtlichen Sinne, ein Umfangenwerden von etwas so Liebevollem, Zartem, daß ich auch heute noch keine Worte dafür habe. ›Ich‹ blieb anwesend bei vollem Bewußtsein und legte mich einfach, wie ich sagen möchte, in diese große Hand von Licht hinein ... bis mich meine Mutter an den Haaren emporzog. Ich brauchte lange Zeit, diese Enttäuschung zu überwinden, wieder ›diesseits‹ der Grenze und diesem Licht entzogen zu sein. Ich konnte meiner Mutter nicht danken.«[53]

Der Filmproduzent Viktor S. war 23 Minuten lang klinisch tot nach den geltenden Maßstäben der heutigen Medizin. Am Steuer seines Wagens hatte er einen Herzinfarkt erlitten, und nur einer Kette von glücklichen Umständen verdankte er es, daß er wieder zum Leben kam. Zwei Internisten, zwei Chirurgen, zwei Laboranten, zwei Fachleute für Atemtherapie und vier Schwestern brachten mit Herzmonitor, Sauerstoffbeatmung, Injektionen und Elektroschocks sein Herz schließlich wieder in Gang. An den letzten Eindruck seines Sterbeerlebnisses erinnert er sich so:

»Ich bewegte mich sehr schnell auf ein strahlend helles Netz zu, das an den Schnittpunkten seiner leuchtenden Stränge mit einer kalten Energie sondergleichen vibrierte. Das Netz war wie ein Sperrgitter, das ich nicht durchbrechen wollte. Für einen kurzen Moment schien sich meine Fortbewegung zu verlangsamen, aber dann war ich in dem Gitter. Als ich mit ihm in Berührung kam, steigerte sich das Lichtgeflimmer zu solcher Intensität, daß es mich zu gleicher Zeit verzehrte und verwan-

delte. Ich empfand keinen Schmerz. Das Gefühl war weder angenehm noch unangenehm, doch es füllte mich ganz aus. Von da an war alles anders — wie, läßt sich mit Worten nur sehr unvollkommen wiedergeben.

Das Ganze war wie ein Transformator, ein Energieumwandler, der mich in eine Formlosigkeit jenseits von Zeit und Raum transportierte. Ich befand mich nicht an einem anderen Ort, denn die räumlichen Dimensionen waren aufgehoben, sondern in einem anderen Zustand.«[54]

Über diesen »neuen Zustand« wollen wir im nächsten Kapitel berichten. Hier sollen zunächst noch weitere Zeugnisse für das Licht-Erlebnis der Sterbenden folgen. Für Elisabeth B. schloß es sich an das Lebenspanorama an und trug wie dieses religiöse Züge:

»Und nun kam das große Licht, ein strahlend weißes Licht, blendend in seiner nicht-irdischen Stärke. Es durchflutete mein ganzes Wesen und erhob mich in eine unbeschreibliche, erhabene Ekstase, in ein vollkommenes Einssein mit der göttlichen Essenz. Ich stand Angesicht zu Angesicht mit dem alldurchdringenden Bewußtsein Gottes, mit dem Bewußtsein des Kosmos. Als das Licht verblaßte, kehrte ich langsam zur Welt und zu meinem leblosen Leib zurück. Aber das Licht blieb bei mir. Ich sammelte alle Aufmerksamkeit darauf, da ich in dieser empfindlichen Lage das unableitbare Gefühl hatte, es wäre überaus wichtig, soviel wie möglich von diesem strahlenden, lebensspendenden Licht bei mir zu behalten.«[55]

Das Erlebnis des Lichtes und der Farben verbindet sich nicht selten mit dem von Musik, ja von Stimmen wird berichtet. Frau F. L. war eine halbe Stunde klinisch tot. Ihr Herz wurde durch eine Adrenalin-Injektion wieder in Gang gesetzt. Als sie die Augen aufschlug, erzählte sie:

»Ich war sehr weit fort. Haben Sie mich zurückgerufen? ... Wie es eigentlich gekommen ist, weiß ich nicht mehr. Auf

einmal hörte ich ein ganz feines, hohes Sausen. Oder waren es die Farben, die um mich her waren, die diese Töne ausstrahlten? Ich schwebte in einem langen Schacht, der erst ganz eng schien und dann immer weiter wurde, immer weiter, je weiter ich vorwärts schwebte. Über mir war ein dunkles Rot und vor mir ein schwarzes Blau, das aber, je höher ich den Blick hob, immer heller wurde. Ich bewegte mich in diesem Tunnel vorwärts. Die Schwerelosigkeit war wundervoll. Aus weiter Ferne hörte ich eine Stimme. Das war nicht mehr das Singen und Summen der Farben, sondern diese Stimme nannte meinen Namen. Ich kannte diese Stimme, und ich weiß auch, daß ich überlegte, wem diese Stimme wohl gehörte. Als ich durch den Tunnel schwebte, fiel es mir nicht ein. Aber jetzt weiß ich es. Es war die Stimme eines Menschen, der vor vielen Jahren starb und an den ich oft gedacht habe. Ich hörte dann auch Schritte – so, als ob jemand durch einen großen Tunnel ginge und laut aufträte. Die Schritte hallten hinter mir wider. Ich beeilte mich, vorwärts zu kommen, denn ich wollte den finden, der nach mir rief. Ich mußte ihn irgendwo dort suchen, wo das dunkle Blau aus der Öffnung dieses Trichters mir entgegenwuchs. Das Summen wurde schöner und heller. Auch die Farben wurden klarer und schienen in einem bunten Spiel von tausend Nuancen ineinander überzugehen und sich wieder wie ein Strauß auseinanderzufalten. Jede Farbe hatte einen Ton. Und alle diese Farben und Töne zusammen ergaben eine wundervolle Musik, die mich erfüllte und mich vorwärts zog.«[56]

Wir werden später davon hören, wie diese Frau aus diesem Erlebnis wieder in ihren Körper zurückgeholt wurde. Sie lebte dann noch zwölf Stunden. Dann starb sie zum zweiten Male und für immer. Licht, Farben und Musik sind die vorherrschenden Erlebnisse der Sterbeerfahrung. Ihnen gegenüber tritt das Erlebnis des Wortes zurück. Auch im letzten Bericht wird eine Stimme nur genannt, aber nicht angeführt. Worte blieben nicht in Erinnerung. Und wenn im Bericht des Lebenspanoramas von der Begegnung mit Menschen, meist den nächsten liebenswertesten Menschen, gesprochen wird, wenn es heißt, Gespräche seien geführt worden, so teilt doch das uns vorliegende Material niemals mit, was denn eigentlich gesprochen wird. Hingegen müssen wir noch auf die andere, beharrlich wiederkehrende Erfahrung hinweisen, die des schwerelosen Schwebens in einem Raum, der nicht als Raum empfunden wird.

»Ich floß in wunderbar durchatmeten Zwischenreichen«, hatten wir von Paul Anton Keller gehört[57]. Aber er war sich der Dimensionen und des Charakters dieser Zwischenreiche einerseits »kaum bewußt«, andererseits erlebte er sie »mit sehr viel wacheren Organen, als sie Träumern und verwirrten Gehirnen geschenkt sind«. Wiederum ist die Vision offenbar allen Sinnesorganen »fern«:

»Unbeschreiblich die Empfindung der Ruhe und Beglückung. Was mich je bedrängt, blieb weltweit ferne, war nicht einmal mehr in Gedanken zurückzurufen. Gedanken – besaß ich noch die Fähigkeit zu denken? Mir war, als habe sich alles in Gefühl aufgelöst, in klare Wahrnehmung, das sich mir als erhöhte und verklärte Wirklichkeit bekannte. Ich hatte schon Ohnmacht und Betäubung erlebt, aber die Sinneswelt, in der ich mich jetzt befand, war unendlich klarer, allen Organen und Nerven fern ... Plötzlich setzte Musik ein. In nichts ähnelten diese Klänge einer Musik nach irdischen Begriffen. Irgendwo über diesen göttlichen Melodien mußte das Reich ewiger Klarheit und Ruhe sein, dem ich nun mit ungeheurer Hinneigung entgegenschwebte ...«[58]

Diese Elemente, die Empfindung schwerelosen Schwebens, das Erlebnis des Lichtes und der Musik, können sich auch unmittelbar mit dem Lebenspanorama verbinden. Es ist nun dieses Licht auch über die wiederbelebte Vergangenheit gegossen. So erlebte es der Schweizer Geologie-Professor Albert Heim, der in den Alpen abstürzte und über die Erlebnisse der wenigen Sekunden seines Sturzes einen aufsehenerregenden Vortrag hielt:

»Dann sah ich, wie auf einer fernen Bühne, mein ganzes Leben in zahlreichen Bildern vor mir abrollen. Ich sah mich selbst ganz gegenständlich, ich spielte die Hauptrolle. Alles war wie von einem himmlischen Licht verklärt und schön. Ich empfand weder Angst noch Qual. Selbst die Erinnerungen an traurige Ereignisse verursachten mir keinen Kummer. Schöne und erhabene Gedanken herrschten vor und verbanden die einzelnen Bilder, und inmitten einer strahlenden Musik fühlte ich mich wie in einer himmlischen Ruhe gebadet. Mehr und mehr wurde ich von einem prächtigen blauen Himmel mit rosa Wolken und zarten violetten Tönen eingehüllt. Ich trieb in dieser idealen Atmosphäre sanft und schmerzlos dahin.«[59]

Diese Visionen der Sterbenden sind gleichzeitige Farb- und Ton-Erlebnisse, der Psychologe nennt das Synästhesien. Der Beobachtende schwebt frei in einem nicht bestimmbaren Raum und gibt an, ringsum die Szene überaus deutlich wahrgenommen zu haben. Oft erscheinen Farben und Töne, Licht und Musik als abstrakte Eindrücke, nicht selten wird aber auch ein Inhalt genannt: »Prächtiger blauer Himmel mit rosa Wolken«, oder (aus dem Munde eines vierjährigen Kindes, das nach dem Ertrinken wiederbelebt wurde): »Ich spielte mit Engeln auf einer schönen Blumenwiese.« Zweifellos bilden frühere Erfahrungen die Grundlage dieser Erlebnisse. Aber eben nur die Grundlage, das Material. Der Sterbende erlebt weniger dieses Material als seine unerhörte visionäre Steigerung. Erst diese Steigerung der Wirklichkeitserfahrung begründet das euphorische Glück, von dem die Berichte immer wieder sprechen.

Aus Rußland hören wir den folgenden Fall einer inhaltlich detaillierenden Erzählung dieses Sterbeglücks. Ein Mann hatte sich aus Liebeskummer am Gitter eines Gebäudes am Roten Platz in Moskau erhängt. Der Wachposten nahm ihn im Morgengrauen ab und verständigte seinen Offizier. Der rief, weil er von dessen Versuchen mit Tieren gehört hatte, Professor Brunchanenko an. Dieser schloß in seinem Laboratorium den Mann, dessen Tod schon vor Stunden festgestellt worden war, wie der Bericht erklärt, an das »künstliche Herz« an und brachte ihn wieder zu Bewußtsein. Schließlich erzählte der Mann mit leiser Stimme:

»Ich war in einem anderen Land, in dem ich noch niemals vorher gewesen bin. Es war sehr groß und so schön, daß ich wieder dorthin zurück möchte. Ich habe noch von dem Wasser, das ich dort trank, den Geschmack im Mund. Dort war ein großer Springbrunnen. Ich habe aus dem Springbrunnen getrunken. Ich habe Blumen gesehen, die dreimal so groß waren wie unsere Blumen. Sie dufteten, wie es bei uns die schönsten Blumen im höchsten Sommer nicht vermögen. Ich habe viele Menschen aus weiter Ferne gesehen. Wenn ich zu ihnen hinlaufen wollte, entschwanden sie in dem gleichen Tempo, wie ich ihnen nachlief. Unter einem riesigen Baum, der bis in den Himmel gewachsen zu sein schien, stand ein Trommler. Dieser Trommler lief nicht von mir fort. Jemand sagte zu mir, daß nun alles gut sei und daß ich auch, wenn ich wollte, fliegen könne. Der Trommler wurde dann so groß wie ein Baum. Ich konnte ihn nicht mehr sehen. Ich lief dann noch immer weiter durch diese schöne grüne Welt und rief laut nach einem Menschen. Jetzt weiß ich, daß ich nach meiner Mutter gesucht habe. Aber sie ist doch lange tot. Ich habe nach ihr gesucht, und jemand sagte mir auch, daß ich sie demnächst finden werde. Aber es wird noch etwas dauern. Ich bin dann unter dem großen Baum, der bis in den Himmel ragte, eingeschlafen. Nun weiß ich nicht mehr: Habe ich dieses Leben in einem anderen Land geträumt oder träume ich jetzt hier einen bösen Traum?« Der Mann lebte noch vier Tage. Länger hielt ihn das künstliche Herz nicht mehr im Leben zurück. Ehe er starb, flüsterte er: »Ich habe Sehnsucht nach dem grünen Land.«[60]

So gut wie alles in diesem Bericht scheint aus der Situation dieses Sterbenden deutbar. Starke Geschmacks- und Geruchserlebnisse sollen von Erhängten vielfach berichtet werden, der Trommler wäre als die im Unterbewußtsein miterlebte Arbeit des künstlichen Herzens, die vergebliche Suche der Mutter als die Sehnsucht nach der Geliebten zu erklären, um deretwillen dieser Mensch in den Tod ging. Dennoch fügt sich sein Sterbeerlebnis kaum nahtlos in seine persönlichen Erlebnisse ein. Durch diese unerklärbar, bringt gerade ein Sterben, mit dem wir ein Höchstmaß von Grauen und Schrecken verbinden, in der Tiefe der Seele den Archetypus des Paradieses zum Blühen: das grüne schöne Land mit den springenden Quellen, den großen Blumen und dem Baum in der Mitte, der in den Himmel wächst, der also Erde und Himmel verbindet, dem Baum, unter dem es sich gut ruhen läßt. So ruht Adam unter dem Lebensbaum im Garten Eden, so Buddha im Lotos unter den Bäumen des Amithabalandes, von dessen alles durchglühender Erkenntnis- und Licht-Wirklichkeit wir schon zu Beginn dieses Kapitels hörten.

Übereinstimmend wird in allen Berichten der »letzten Stunde«, denen ich begegnete, diese entscheidende Phase des Sterbeerlebnisses als der Zustand einer mit Worten nicht mehr faßbaren Seligkeit beschrieben. Die amerikanische Schriftstellerin Caresse Crosby wurde als Kind wie unsere holländische Berichterstatterin[61] vom Ertrinken gerettet. Noch als Erwachsene urteilte sie: »Ich nahm die Anstrengungen derer wahr, die mich ins Leben zurückrufen wollten, aber ich half ihnen dabei nicht. Ich war erst sieben Jahre alt und ein behütetes Kind ohne Sorgen. Trotzdem ist kein Augenblick meines späteren Lebens diesem an reiner Glückseligkeit gleichgekommen.«[62] Über die Art dieser Glückseligkeit genau etwas auszusagen war dem Architekten S. v. J. möglich, von dessen Ich-Austritt[63] und Lebenspanorama[64] wir schon hörten. Er fährt fort:

»Ich fühlte, daß ich schwebte und gleichzeitig wunderschöne Klänge hörte. Zu diesen Klängen nahm ich Formen, Bewegungen und Farben wahr, die zu ihnen paßten. Ich hatte das Gefühl, daß jemand mich trägt, ruft, tröstet, immer höher in die andere Welt, in die ich nun als Neuling eintreten durfte. Ein göttlicher Friede und eine noch nie erlebte Harmonie erfüllten mein Bewußtsein. Ich war vollkommen glücklich und wurde

durch keine Frage belastet. Ich war allein, kein Wesen der Erde störte meine Ruhe. Die Musik wurde immer stärker und schöner, sie überflutete alles und wurde von immer schöneren Erscheinungen begleitet. Wirklich beschreiben kann man das nicht. Man könnte es vielleicht annähernd mit dem Film ›Fantasie‹ von Walt Disney vergleichen. Disney hat hier versucht, musikalische Eindrücke in Farben, Formen und Bewegungen wiederzugeben. Die Farben, die ich sah, brillant, kristallklar und leuchtend, zugleich auch wie Pastelltöne, könnte ich mit denjenigen vergleichen, die ich während eines Sonnenunterganges beim Flug von Genf nach New York gesehen hatte. Seit jener Todesstunde suche ich diese Farben wieder. Ich habe mich der Glasmalerei zugewandt. Denn die kristallklare Farbe des farbigen Glasmaterials an der Bruchstelle, wenn sie von verschiedenen Seiten mit Licht überflutet wird, erinnert mich an jene wunderschönen Farberscheinungen.«[65]

Der dänische Propst Hans Martensen-Larsen hat eine Reihe von Berichten gesammelt, nach denen Sterbende gerade in dem Augenblick die Spitze ihrer Vision erleben, in dem sich ihre Seele wieder zum Leben entschließt. Ein Pfarrer litt an beidseitiger Pneumonie und war aufgegeben. Eines Nachts gegen Morgen streckte er sich mit dem Glauben aus, daß er jetzt sterben müsse. Er hatte Abschied von seiner Frau genommen. Dann erzählt er:

»Ich lag bei vollem Bewußtsein und beobachtete, wie der Herzschlag immer schwächer und schwächer wurde; ich wartete nur noch darauf, daß er ganz aufhören würde. Aber gleichzeitig erlebte ich noch etwas anderes: Ich stand an einem frühen Morgen am Strande des Meeres. Es war ganz still, nur schwach vernahm ich das Plätschern des Wassers gegen den Strand. Ein dichter, aber leuchtender Nebel lag auf dem Ganzen, und ich stand in gespannter Erwartung, denn ich wußte, daß der Nebel in Kürze aufsteigen würde, und dann würde ich ihn sehen, dort in dem Leuchten ... Da war es, als ob sich etwas in meinem Innern umwendete, mein Herz schlug stär-

ker, und das Ganze war vorbei. Es erschien nun wie eine Pein und Enttäuschung, ins Leben zurückzukehren, und dieses Gefühl hielt sich viele Jahre . . .«[66]

Gegenüber den Visionen im Sterbeerlebnis treten die Auditionen stark zurück. Die Arbeit des Unterbewußtseins scheint vor allem Bilder hervorzubringen. Schon weniger häufig pflegen wohl gemischte Eindrücke zu erscheinen, Farbe und Musik in einem, Fühlen, ja Schmecken und Riechen einer neuen Welt als ein merkwürdiger Verbund von Bewußtseinsinhalten. Selten begegneten mir jedoch Berichte über Mitteilungen von Worten und faßbaren Gedanken im Sterben. Die Berichte teilen allenfalls Allgemeines über Stimmen mit, die dem Sterbenden als Offenbarungen zu Gehör kamen, so der folgende Text aus Schweden:

»Ich fand mich wieder, als ich im Dunkeln, im Inneren eines spiralförmigen Tunnels war. Weit am Ende des Tunnels, das sehr schmal war, sah ich ein helles Licht. Da begann jemand zu mir zu sprechen. Jemand war dort im Dunkeln. Er begann damit, mir den Sinn meines Lebens zu erklären. Mir wurden alle Fragen beantwortet, die ein Mensch überhaupt nur stellen kann. Ich wußte nun alles, und durch die Kenntnisse, die ich bekommen hatte, wurde mir unbeschreiblich leicht zumute. Denn sie erfüllten mich mit Frieden und Glück. Ich hatte die Erklärung meines Lebens in der Hand: alles war einfach, logisch und selbstverständlich.

›Wenn du erwachst, wird alles, was du gehört hast, aus deinem Gedächtnis gelöscht sein‹, sagte die Stimme zu mir, ›denn kein Mensch darf auf Erden leben, der solche Kenntnisse besitzt. Aber du sollst dich daran erinnern können, daß das Schwere in deinem Leben nun vorüber ist, du brauchst dich nun nicht mehr zu fürchten. Geh nun wieder in dein Leben zurück.‹ — ›Nein‹, rief ich, ›ich will nicht! Verschone mich davor, wieder dorthin zurück zu müssen!‹ — ›Du mußt gehen!‹, antwortete die Stimme, ›deine Zeit ist noch nicht gekommen, geh nun!‹

Dann wurden mir viele Stimmen bewußt. Ich öffnete widerwillig die Augen und sah viele weiße Röcke um mein Bett. ›Ich muß etwas Wichtiges berichten, ehe ich es vergesse!‹, rief ich. ›Oh, sie erwacht! Nie hätte ich geglaubt, daß wir sie wieder zum Leben bringen könnten‹, hörte ich jemand sagen, ›aber sie ist immer noch wirr.‹ Ich versuchte mich daran zu erinnern, was mir gesagt worden war. Aber alles war aus meinem Gedächtnis ausgelöscht ... Ich habe nur die Gewißheit zurückbehalten, daß dieses Leben nicht das einzige ist und daß ich eines Tages wissen werde, daß alles seinen Sinn hat.«[67]

Dieser Bericht ist insofern enttäuschend, als er ja ausdrücklich erzählt, daß die im Sterben offenbarte Mitteilung keine Mitteilung von Worten gewesen sei, sondern nur ein Anruf im Sinne einer Ermunterung, die auf die Zukunft vertröstet. In jenem Augenblick will der Patient, wieder erwachend, die »Erklärung seines Lebens« in der Hand gehabt haben. Jetzt weiß er sie nicht mehr. »Wir können es mit Worten nicht schildern, es war zu schön«, sagen die Sterbenden immer wieder von ihren optischen Eindrücken; es war so »einfach, logisch und selbstverständlich« gesagt, heißt es in diesem letzten Bericht, »aber nun weiß ich davon nur, daß ich es einmal gewußt habe und einmal wieder wissen werde«. So oft erklären die Sterbenden, daß ihnen alles klar und eindrücklich, überirdisch leuchtend und faßlich gewesen sei, was sie erlebten, aber es ist denen, die hier geblieben sind, nur in Umrissen mitzuteilen, weil eben eine Schwelle überschritten wurde. Darum sind auch im Sterben vernommene Worte als Worte nicht weiterzugeben, und darum kann sie sich der Patient, wenn er »zurückgekehrt« ist, nicht einmal mehr selbst wiedergeben. Es bleibt der allgemeine Eindruck, gefärbt nach den Umständen des Sterbens wie dem Temperament des Sterbenden, der Eindruck einer anderen, einer paradiesischen Welt, die er für kurze Zeit betreten durfte.

Von einem Freunde des Philosophen Michel de Montaignes, La Boétie, wird die folgende Anekdote erzählt, die diesen Sachverhalt trifft:

»Gegen vier Uhr früh fuhr La Boétie plötzlich aus dem Schlafe auf. Man hörte ihn keuchen: ›Gut, gut, mag er nur kommen, wann er will, ich erwarte ihn gefaßt mit ruhigem Blut.‹ Er sprach vom Tode. Am Abend, als er nur noch der Schatten eines Menschen war, ließ er Montaigne rufen. ›Mein Freund und Bruder‹, sagte er zu ihm, ›mag Gott es fügen, daß ich die Bilder in Wirklichkeit erlebe, die ich soeben gesehen habe!‹ Und da er nicht wieder sprach, sondern mühsam nach Atem rang, denn die Zunge begann ihm den Dienst zu verweigern, brachte Montaigne sein Gesicht nahe an das seine und fragte ihn: ›Was sind das für Bilder, mein Bruder? Wollt ihr nicht, daß ich ihrer auch genieße?‹ — ›Ich will es‹, gab er zur Antwort, ›aber, mein Bruder, ich kann nicht. Sie sind groß, wunderbar, unendlich und unsagbar.‹ «[68]

Im Bericht unserer Tage lautet dieses Erlebnis so:

»Während ich im noch bewußten Zustand an mein Sterben dachte, sah ich im bewußtlosen Zustand Bilder vor mir, in denen alle Farben des Regenbogens ineinanderflossen. Diese Bilder entzückten mich; ich fühlte weder Angst noch Leiden. Alles wird friedlich um mich; ich habe das Gefühl von Wohlbefinden und Freude. Dann fühle ich mich von der Erde in die Höhe gehoben, fühle mich im Raume treiben, immer höher und höher, und sehe die Welt zu meinen Füßen ausgebreitet.«[69]

Die Summe all dieser Erlebnisse im einzelnen nicht zu beschreibender Farben, Formen, Bilder, Töne und Stimmen scheint mir darin zu liegen, daß der Sterbende an sich selbst eine Veränderung erfährt. Mit den Wänden seines Krankenzimmers sind auch die Wände seines Lebens durchsichtig geworden. »Das Empfinden der eigenen Person«, erzählt ein Arzt von einer Kranken im Koma, »und die innere Zugehörigkeit zu den Angehörigen und zu allen, die sie im Leben geliebt hatte, blieben erhalten; aber nichts war mehr schmerzlich oder zwingend. Alle bis dahin empfundene Schuld, alles Versagen wurde als weggelegt erfahren. Die Stimmung, immer zugehörig zur ewigen Heimat und besondere, höchstmögliche Liebe, Güte, Vertrauen, Hoffnung von ewigem Charakter zu sein, bestimmte alles.«[70] Der Tunnel, von dem wir so oft in diesen Berichten hörten, ist durchschritten, mit dem Licht, das er schaut, ist der Sterbende selbst leuchtend geworden. Dieses Tunnel-Erlebnis dürfte als der Umschlag von der Angst zur Freiheit im Sterben gedeutet werden können: Durch Qualen hindurch scheint und erscheint die Erlösung.

Stand zu Beginn der Austritt des Ich auf eine nahe Entfernung hin, die noch die Bindung an den Körper bezeugt, war mit dem Lebenspanorama noch der Zwang gegeben, Vergangenheit zu verarbeiten, so ist in diesem so oft als das letzte und äußerste Glück beschriebenen Stadium der Horizont weit geworden und das Ich des Sterbenden im wörtlichen wie bildlichen Sinne aufgehoben zum schwerelosen Schweben. Nicht nur die Welt, der Sterbende selbst hat sich verwandelt und strebt einem Neuen zu.

»Ich fand diesen Zustand sehr schön, so göttlich, kosmisch, natürlich. Ich fühlte mich so erleichtert, ja erlöst, und ich hatte das Gefühl: Endlich bin ich soweit. Ich dachte: Ich bin glücklich, daß ich jetzt sterbe; ohne jegliche Angst, nur mit glücklicher Neugierde wartete ich darauf, wie dieser Sterbevorgang oder Todesprozeß weiter vor sich gehen würde.«[71]

Nur in mystischen Begriffen kann zuletzt die Weitung, Steigerung und Wandlung des Menschen im Sterbeerlebnis angedeutet werden:

»Mein neues Ich war nicht mehr das vertraute Ich, sondern gleichsam ein Sublimat davon, wenn es mir auch irgendwie bekannt vorkam wie etwas, was ich schon immer tief begraben gewußt hatte unter einem Überbau aus Ängsten, Hoffnungen, Wünschen und Begierden. Dieses Ich hatte nichts mehr mit unserem diesseitigen Ego zu tun. Es war reiner Geist, endgültig, unveränderlich, unteilbar, unzerstörbar. Wenngleich absolut

einmalig, individuell geprägt wie ein Fingerabdruck, war es gleichzeitig Teil eines unendlichen, wohlgeordneten Ganzen. Ich war schon vorher dort gewesen.

Der Zustand, in dem ›ich‹ mich befand, war durch ein Gefühl unerhörter Ruhe gekennzeichnet, aber auch noch durch etwas anderes, nämlich die Vorahnung großer Ereignisse, einer weiteren Verwandlung. Doch gibt es außer meiner plötzlichen Rückkehr auf den Operationstisch nichts weiter zu berichten.«[72]

Eckart Wiesenhütter, Professor für Neurologie, der all dies am eigenen Leibe erlebt hat und geistig verarbeiten konnte[73], ist der Meinung, daß eine weitere Beobachtung von Sterbeerlebnissen unser Wissen von diesen Vorgängen noch bereichern wird. Wir sehen eine Grenze und sollten der Versuchung nicht nachgeben, den Tod zu überspringen, etwa durch mediale Praxis. Aber schon diese letzte Station des Sterbeerlebnisses spricht von einer Verwandlung der Existenz. Viele der Texte, die wir lasen, machen uns den Eindruck, als sei der Erzähler in seinem Sterben schon hindurchgegangen durch die Tür, als die wir den Abschluß des Lebens sehen. Sah er schon, was dahinter liegt? Unsere Neugierde möchte es gern bestätigt haben. Aber wir müssen vorsichtig sein. Wir wollen gern sehen, aber was wir sehen werden, dürfte jeder Mensch allein einmal herausfinden müssen, es wird seine eigene Wahrheit sein. In Berichten von Menschen, die wieder ins Leben kamen, kann als letztes allenfalls die Vorderseite jener Welt sichtbar werden, in die sie dieses Mal nicht eintreten konnten. Das ist in der Geschichte ausgedrückt, die schon aus dem vorigen Jahrhundert stammt:

»In einer kleinen Ortschaft an der Westküste liegt eine junge Frau auf ihrem Bett und muß sterben. Sie hat Tuberkulose, es gibt keine Rettung. Eines Tages standen ihr Mann und ihre Angehörigen an ihrem Bett und sahen zu, wie sie mit dem Tode rang. Da sahen sie, wie ihre Züge erstarrten, sie wurde blau im Gesicht, und es schien, als ob das Leben den Kampf

aufgegeben hätte. Ihr Mann, der glaubte, daß sie schon tot sei, konnte es zuletzt nicht mehr aushalten und schrie laut auf. Dieser Schrei rief anscheinend das Leben zurück in den schon erstarrten Körper, und als die Kranke wieder zu sich gekommen war, erzählte sie, daß sie eine herrliche Erscheinung gehabt habe. Sie hätte plötzlich nichts mehr von dem gewußt, was um sie her vorging, und auch nicht mehr, wo sie war. Sie hatte ein geschlossenes Tor gesehen und einen Engel davor, und das Tor war so herrlich, daß sie es nicht beschreiben könnte. Sie hatte das Gefühl gehabt, daß das Tor sich öffnen würde; aber obgleich sie sich glücklich fühlte, das Tor zu sehen, hatte sie doch Angst davor, daß es aufgehen würde. Da hatte sie plötzlich, wie aus weiter Ferne, den Schrei ihres Mannes gehört, und damit war die Erscheinung verschwunden.«[74]

Das Überbewußtsein, die Mystik und die Droge

Ich halte hier inne. Es stellen sich viele Fragen. Eine aber erscheint mir jetzt vordringlich. Was ein Mensch erlebt, erlebt er in seinem Bewußtsein. Auch Sterbeerlebnisse drücken Vorgänge im Bewußtsein des Sterbenden aus. Wie verhält es sich mit diesem Bewußtsein?

Wir haben gehört, daß die Medizin behauptet, Sterben sei das Schwinden des Bewußtseins bis hin zu dessen Verlöschen im Punkt des individuellen Todes, meßbar am Ausbleiben der Gehirnströme. Das Bild der Kerze legt sich nahe: Wenn sie nicht genügend Sauerstoff bekommt, leuchtet sie schwächer und schwächer, bis sie schließlich verlöscht. Nun haben wir jedoch gesehen, daß unsere Berichte diesem Vergleich widersprechen. Von außen her mag Sterben oft so aussehen. Aber wir sahen, daß von innen aus, vom Erlebnis des Sterbenden her betrachtet, Sterben nicht auf diese einfache Formel zu bringen ist.

Der jetzt folgende Bericht eines Schwerverwundeten zeigt uns noch einmal besonders deutlich, daß es im Sterben offenbar einen Punkt gibt, an dem die Bewußtseins-Szene umschlägt. Bis zu diesem Punkt trägt das Bild von der schwächer und schwächer werdenden Kerze, von diesem Punkt an aber erfährt das Bewußtsein die ganz andere Innenwelt, die wir in den voranstehenden Abschnitten dargestellt haben: Ablösung, Klarheit, Ruhe, Erweiterung, Hellsicht, eine Art Überbewußtsein. Ich bringe den Bericht in seiner ganzen Länge, damit wir den Vorgang verfolgen können:

»Ich fühle einen heftigen Schlag und stürze zu Boden. Ich habe einen Schuß in den Kiefer bekommen. Keinen Schmerz, aber diesen Schlag, daß ich tausend Sterne tanzen sehe ... Der Rest der Nacht verging für mich in einer Art Halbbewußtsein. Bald wurde ich ohnmächtig, dann kam ich wieder zu Bewußtsein, dann versank ich wieder in Finsternis. ... Nachdem ich zu Bett gebracht war, war mein erster Eindruck der einer äußersten Schwäche und ungeheuren Abspannung. Ich fühlte mich zwar vollkommen hell, gleichzeitig aber von einer solchen Schwäche, daß ich den Kopf nicht vom Kissen erheben konnte, ohne das Gefühl zu haben, ich würde ohnmächtig. Ich lag der Länge nach ausgestreckt auf dem Rücken, mit offenen Augen, der Körper vollständig abgespannt und bewegungslos bis in die Fußspitzen, in einem Zustand heller Ruhe, wie ich ihn niemals erlebt hatte und seither nie mehr kennenlernte. Meine Gedanken waren vollkommen klar und entwirrt; mein Gehirn ganz deutlich wie von allem gereinigt, was es hätte umnebeln können; mein Gedächtnis wach wie eben aufgeweckt; nur hatte ich den Eindruck, vollkommen unfähig zu sein, irgendeinen Gedanken auszudrücken, nicht mit Worten und nicht einmal durch Gesten.

Ich hatte den physischen Eindruck, daß ein körperliches, undurchsichtiges, unaufhebbares Hindernis, eine *unüberbrückbare Entfernung bestünde zwischen den Gedanken, die in der Tiefe meiner selbst wach waren, und ihrer Verwirklichung nach außen. Es schien mir, daß mein Leben nur noch an einem Faden hinge. Es schien ganz auf den Grund, den Grund meiner selbst geflüchtet zu sein. Dort hielt es noch stand, indem es sich ganz auf sich selbst beschloß wie eine ganz kleine Nachtlampe, die der kleinste von außen kommende Windstoß sofort auslöschen könnte. Gleichzeitig fühlte ich mich aber wohl, im Zustand der Ruhe, entspannt, von mir selbst abgehoben. Ich genoß diese außerordentliche innere Lage wie zugleich den brüderlichen Zustand von Güte und Wärme, der für den Verwundeten mit dem Bett gegeben ist, dem Bett nach der Schlacht, dem Verbandsplatz, dem Transport.*

Ich hörte die Schwester mit deutlicher Stimme sagen: ›Er hat noch zwei Stunden.‹ Ich kann nicht sagen, daß diese Feststellung mich sehr erstaunte, ich fühlte mich viel zu schwach. Indessen entstand doch jener Eindruck, den man immer fühlt, wenn das, was man immer nur als eine Hypothese angesehen hat, sich plötzlich zur Gewißheit wandelt. Ich hatte in diesem Augenblick plötzlich eine Angstempfindung; ich lernte den heftigen und quälenden inneren Kampf kennen, den letzten Kampf der Seele vor dem Opfer. Er spielte sich in der vollen Klarheit des Bewußtseins ab. Ich werde für immer die Erinnerung an diesen Augenblick bewahren. Ich bitte Gott, daß sie niemals aus meinem Gedächtnis entschwinden möge, sondern mir erhalten bleibe . . . Wenn das Leben mutvoll verlassen werden soll, so muß es mutvoll gelebt sein. Man nimmt dem Tod nicht seine Bitterkeit, indem man den Blick von dem Unvermeidlichen wendet. Ich halte es für eine erste Gnade, daß ich den Eintritt in den Tunnel erlebt habe, als zweite Gnade erbitte ich, daß ich den Ausgang ohne viel Angst erreichen möchte. Dies waren meine Gedanken . . .

Von diesem Augenblick an fühlte ich, wie eine absolute Ruhe über mich kam. Ich kannte keinen Kampf und keine Angst mehr. Ich war während dieser ganzen Nacht unendlich ruhig, ich möchte sagen, glücklich, wenn man diesem Wort seine ganze Bedeutung gibt.«[75]

So sehr sich unsere Berichte voneinander unterscheiden, dies sagen sie übereinstimmend: Das Bewußtsein der Sterbenden wird durchaus nicht wie eine verlöschende Kerze schwächer und schwächer. Auch flackert es nicht nur gelegentlich noch einmal auf wie eine Kerze im Verlöschen. Vielmehr erfährt es eine unerhörte, so im Leben kaum je erlebte Steigerung.

Hier legt es sich uns nahe, die Veränderungen im Bewußtsein des Sterbenden mit denen zu vergleichen, die uns aus anderen ungewöhnlichen seelischen Vorgängen bekannt sind. Wir haben schon von der Traum-Arbeit des Bewußtseins[76] und den Visionen der Mystiker[77] gesprochen. Wir hätten auch die Technik der Bewußtseinsveränderung in der Meditationspraxis des Ostens heranzuziehen, wenigstens tausend, in der kanonischen Formulierung der Bhagavadgita fünfhundert Jahre älter als das Christentum. Der vollkommene Yogi tritt mit seinem Selbst neben sein Bewußtsein, um die Herrlichkeit Gottes zu schauen, »die Welt als ein lebendiges Ganzes, ein weiter Zusammenhang, ein kosmischer Einklang, der von dem einen Höchsten belebt und getragen wird«[78]. In der Lehre des nördlichen Buddhismus vom »Großen lotrechten Pfad« wird die Bewußtseinsleistung des Yogi ausdrücklich mit der im Sterben verglichen: »Wenn der Schüler dazu gebracht werden kann, die Wahrheit zu sehen und zu begreifen, sobald der Guru sie entschleiert, das heißt, wenn er die Kraft hat, bewußt zu sterben, und im äußersten Augenblick beim Verlassen des Körpers das Klare Licht erkennen kann, das dann über ihm erscheinen wird und sich mit ihm vereinigen kann, dann sind alle samsarischen Bande der Illusion unmittelbar zerrissen: Der Träumer ist zur Wirklichkeit erwacht im Augenblick der machtvollen Vollendung der Erkenntnis.«[79]

Immer wieder haben uns die Mystiker ihr Erlebnis als ein Sterben geschildert. Und wir werden nach den Sterbeerlebnissen, die wir studiert haben, nicht zögern, das, was im Sterben geschieht, umgekehrt mit diesem mystischen Erlebnis zusammenzubringen: Es handelt sich darum, daß der Mensch sich losläßt und in ein neues Erleben hineinbegibt. Seinen Geist aufgeben, wie wir Sterben gern nennen, heißt, seinen bewußten Willen aufgeben, um die Überbewußtheit einer neuen Erfahrung empfangen zu können. »Wer hält mich denn auf, daß ich nicht dahin kommen mag, so zu sein, daß ich Gott sehe und reden höre?«, läßt Jakob Böhme den Schüler sprechen. »Der

Meister sprach: Dein eigen Wollen, Hören und Sehen und daß du wider das strebest, daraus du gekommen bist. Mit deinem eigenen Wollen brichst du dich von Gottes Wollen, und mit deinem eigenen Sehen siehst du nur in dein Wollen . . ., auf daß du nicht magst zu dem Übernatürlichen, Übersinnlichen kommen.«[80]

Zwei andere Formen der Bewußtseins-Veränderung lassen sich jedoch mit den Erfahrungen der Sterbenden nicht zusammenbringen: der Bewußtseins-Verfall der Geisteskranken und die Bewußtseins-Steigerung im Drogenrausch. Das Kind entwickelt in einem langwierigen Reifungsprozeß sein Bewußtsein, zuerst Bewußtsein als Reizempfinden und Wachsein überhaupt, die seelische Empfindungswelt, später dann langsam das Ich-Bewußtsein und zuletzt das Bewußtsein für Sachen und Sachlichkeit und für die überindividuellen Werte und Ordnungen des Daseins. In der umgekehrten Reihenfolge verfällt beim Paranoiker das Bewußtsein, Stufe für Stufe: zuerst das Wert-Bewußtsein, dann das Ich-Bewußtsein bis hinab zum animalischen Bewußtsein. Ähnlich ist es beim Sklerotiker und bei vorzeitig vergreisten Menschen. Man hat nun für den Sterbevorgang das gleiche behauptet[81]. Aber dem widersprechen ausdrücklich alle uns bekannten Sterbeberichte.

Es ist die Beobachtung gemacht worden, daß Geisteskranke kurz vor ihrem Tode wieder klar werden[82] und daß Sterbende von ihrer Neurose plötzlich geheilt sind[83]. Medizinisch können wir nicht sagen, warum das Bewußtsein des Sterbenden, obwohl es sich ja von außen gesehen schrittweise mindert, im Innenerlebnis offenbar die mitgeteilten ganz anderen Erfahrungen durcheilt. Das EEG mißt das Ausbleiben der Zelltätigkeit im Gehirn, aber über die sich abspielenden seelischen Vorgänge kann es nichts aussagen. Die Wissenschaft weiß ja heute noch immer nicht, was sich abspielen muß, damit körperliche Veränderungen im Gehirn auch zu seelischen Ereignissen führen, und ebensowenig, wie seelische Reize die Gehirnzellen beeinflussen. Wir kennen die Schaltstellen zwischen Gehirn und Bewußtsein, zwischen dem Körper und der Seele, aber wir haben noch keine Ahnung davon, wie sie funktionieren.

Um ein ganz einfaches Beispiel zu wählen: Wir können nur sagen, wie die Außenwelt in das Auge dringt und den Sehnerv erreicht, wie aber Sehen eigentlich zustande kommt, ist uns unbekannt[84].

Aber wenn der Sterbevorgang schon nicht eine kleine Geisteskrankheit ist, wie man gesagt hat, so müßte er doch Ähnlichkeit haben mit den Bewußtseins-Veränderungen im Drogensüchtigen? Sucht der Süchtige nicht sogar den Tod, in dem er ein letztes Glück vermutet? Ich nenne drei Unterschiede zwischen dem Bewußtsein des Drogensüchtigen und dem des Sterbenden nach den uns vorliegenden Berichten: Erstens gleitet der Drogensüchtige aus dem Wachzustand in den Traum, ohne den Ich-Austritt mit der Fähigkeit einer exakten Beobachtung der realen Körperwelt zu erleben, wie ihn die Sterbenden mitteilen. Der Drogensüchtige gewinnt ferner keinen Bezug zur Vergangenheit der eigenen Lebenswahrheit, wie sie der Sterbende oft im Lebenspanorama erlebt. Der Drogensüchtige erlebt drittens auf dem Höhepunkt des Rausches unter Aufgabe seines Ich-Bewußtseins zwar Horizonterweiterungen, Überwindung von Raum und Zeit, er hat gleichfalls die Visionen phantastischer Farben und Formen. Aber diese Visionen sind stets zugleich Leidensvisionen; der Mensch wird zwar erweitert unter dem Einfluß der Droge, aber zugleich erfährt er seine Zerrissenheit und die Diskontinuität seiner kranken Vorstellungswelt. Die Steigerungs- und Glückserlebnisse sind meist von kurzer Dauer und haben nicht den Charakter einer Reise auf helle Ziele hin, von der uns Sterbende immer wieder erzählen. Schließlich zeigen Bilder, die von Rauschsüchtigen gemalt wurden, ausnahmslos vor allem sadistische Züge. Schöne und grauenvolle Wahrnehmungen liegen immer eng beeinander, sind miteinander vermischt. Diese Bilder verformen bekannte Erscheinungen, suchen das Grelle und Makabre und bezeugen zumeist, daß die Droge Glück als Auflösung, wenn nicht als Horrortrip bietet[85], während Sterben in die Einheitserfahrung zu münden scheint.

Durch die Droge wollen gesunde junge Menschen von heute das Totenland, wo sie noch nichts zu suchen haben, vorweg erfahren. Was die Mystiker der Religionen als das Ergebnis einer Lebensanstrengung erfahren, was der Weise in disziplinierter Sublimierung als letzte Weisheit zu ahnen vermag, wollen sie erhaschen, indem sie ein paar Gramm »Stoff« zum »Joint« oder »Trip« ohne Rückfahrkarte erschmuggeln. Sie können sich damit sogar ein Erlebnis des Sterbens zerstören, wie die folgende Geschichte lehrt:

»In einer amerikanischen Universitätsklinik starb vor einiger Zeit ein zwanzigjähriges Mädchen an Krebs. Es ahnte schon Wochen vorher die Diagnose und wurde aus Furcht vor dem immer näher kommenden Sterben von Krampf- und Zitteranfällen geplagt. Eines Tages forderte es statt der üblichen Medikamente eine starke Dosis LSD. Ausnahmsweise stimmte das Ärztegremium zu. Im Beisein eines Psychotherapeuten kam es durch die Droge nach zwei Stunden zu einem furchtbaren inneren Todeskampf: In den als volle Wirklichkeit erlebten Imaginationen wurde die Patientin, die sich immer wieder freiwillig psychisch ›nach unten‹ fallen ließ, in unbewußten Vorstellungen gefoltert und hingerichtet, von Piranyas am Meeresgrund zerfleischt und skelettiert. Danach trat ein Zustand ruhiger Ekstase ein, die Todesangst war einer fast abgeklärten Erwartung gewichen. Die Patientin las in der kurzen noch verbliebenen Zeit Schriften über östliche Mystik. Etwas verschämt wird weiter berichtet, daß sie lächelnd und gelassen starb.«[86]

So muß noch dieses Sterben eines Menschen, der sein Sterben vorwegnehmen wollte, zuletzt meine These bestätigen und sich in unsere Berichte einfügen. Die letzte Gelassenheit des Sterbenden bezeugt, daß er sich losgelassen hat. Er hat sich von dem, was ihn im Leben festhielt, entfernt. Wir können das nur widersprüchlich ausdrücken: Sein Bewußtsein hat sich von seinem Bewußtsein entfernt, um, vielleicht in Vereinigung mit seinem Unbewußten, den neuen Zustand der Überbewußtheit zu erreichen. Was wir von außen sehen, ist, daß sich der Körper des Sterbenden nicht mehr seelisch ausdrücken kann.

Wir wissen nicht, ob er noch wahrnimmt, was ihn umgibt. Er schläft nicht, ist aber anscheinend auch nicht wach. Aber solange seine vegetativen Funktionen intakt sind, solange sie seinen Blutdruck, seinen Atem, seine Temperatur regulieren, bleibt er auch, kaum körperlich, aber seelisch zugänglich für die Außenwelt, solange besitzt er vor allem, wie unsere Berichte aussagen, obwohl wir ihn für »bewußtlos« halten, seine lebendige, eigentümliche Innenwelt.

Der Satz »Er starb bei klarem Bewußtsein« dürfte so gut wie immer falsch sein. Der Franzose Georges Barbarin hat vor vierzig Jahren in seinem damals populären Buch »Livre de la mort douce«[87] an einer Unzahl von Todesfällen jeglicher Art und an Berichten von vielen Ärzten und Schwestern dargetan, daß es den Tod bei klarem Bewußtsein mit großer Wahrscheinlichkeit nicht gibt und nicht geben kann. Denn das »klare« Bewußtsein, zu dem jedenfalls das Bewußtsein für die körperliche Empfindung gehören dürfte, verläßt den Patienten schon beim Eintritt des Sterbens. Die physische Seite des Sterbens empfindet er nicht mehr »bewußt«. Aber was sich zwischen »klarem Bewußtsein« und »Bewußtlosigkeit« in ihm abspielt, eben das Sterbeerlebnis, erscheint unerschöpflich, obwohl es kein Umstehender mitempfinden und keine Apparatur messen kann.

Gerade der Verlust dessen, was wir im Alltag das »klare Bewußtsein« nennen, scheint das Erlebnis von Austritt, Panorama und Weitung zu ermöglichen. Das entspricht der Erfahrung aller Mystik: Die Überbewußtheit für die uns umschirmende und aufnehmende Einheit des Geistes kann sich erst einstellen, wenn sich die Seele nach dem Wort des Johannes vom Kreuz nicht mehr »an die geschaffenen Dinge klammert und sich aus Gewohnheit und Neigung auf ihre eigene Stärke verläßt«.

Den Versuch, Bewußtseinserlebnisse des Sterbenden exakt zu beschreiben, hat der Arzt Sir Auckland Geddee in seinem Bericht vor der Londoner Royal Medical Society unternommen; es ist die Schilderung seines eigenen Sterbens, die wir hierher setzen, obwohl sie auch im Kapitel über den Ich-Austritt im Sterbeerlebnis hätte Platz finden können.

»Am Samstag, dem 9. November, eine Minute vor Mitternacht, begann ich mich sehr krank zu fühlen und litt um zwei Uhr schließlich an einer akuten Gastro Enteritis (Magen-, Darmentzündung). Bis acht Uhr mußte ich mich übergeben und litt an Durchfall. Um zehn Uhr hatte ich alle Symptome einer akuten Vergiftung; Puls und Atmung konnte man kaum noch zählen. Ich wollte um Hilfe klingeln, aber stellte fest, daß ich es nicht mehr konnte, und gab dann ganz gelassen den Versuch auf. Ich war mir klar darüber, daß ich sehr krank war, und überblickte in aller Kürze meine finanzielle Lage. Dabei schien mir die ganze Zeit mein Bewußtsein keineswegs getrübt zu sein. Aber plötzlich merkte ich, daß sich mein Bewußtsein von einem anderen Bewußtsein, das sich auch in mir befand, trennte. Um es besser beschreiben zu können, wollen wir es das A- und das B-Bewußtsein nennen. Bei allem folgenden war mein Ich an das A-Bewußtsein geknüpft. Ich merkte, daß die B-Persönlichkeit meinem Körper zugehörte. Als dann mein physischer Zustand immer schlimmer wurde und mein Herz kaum mehr schlug, realisierte ich, daß das zum Körper gehörige B-Bewußtsein Zeichen einer komplexen Zusammensetzung zu zeigen begann, das heißt, daß es sich aus Körpergefühlen des Kopfes, des Herzens und der Eingeweide aufbaute. Diese Komponenten verselbständigten sich, und das B-Bewußtsein begann zu zerfallen, während das A-Bewußtsein, das ich nun selber war, sich völlig außerhalb meines Körpers, den ich sehen konnte, zu befinden schien. Allmählich realisierte ich, daß ich nicht nur meinen Körper und das Bett, in dem ich lag, sehen konnte, sondern alles im Haus und Garten, und dann merkte ich, daß ich nicht nur Dinge zu Hause, sondern auch in London und Schottland sehen konnte, wohin sich auch immer meine Aufmerksamkeit richtete. Von einer mir unbekannten Quelle, die ich meinen Mentor nannte, wurde ich belehrt, daß ich völlig frei in einer Zeitdimension des Raumes war, in der ›Jetzt‹ gewissermaßen ein Äquivalent von ›Hier‹ in dem gewöhnlichen dreidimensionalen Raum des täglichen Lebens war. Ich sah dann, wie der Arzt gerufen wurde und meinem leblosen Körper eine Kampferspritze gab. Ich war

richtig ärgerlich. Dann begann das Herz kräftiger zu schlagen, und ich wurde zurückgezogen. Ich war sehr unwillig, weil ich so daran interessiert war und eben zu verstehen begann, wie ich war und was ich sah . . . Ich ging widerstrebend in meinen Körper zurück. Und als ich wieder zurück war, verschwand die Deutlichkeit der Vision sofort. Ich hatte gerade noch einen Schimmer von Bewußtsein, der mit Schmerz durchsetzt war.«

Auf Befragen erklärte der Berichterstatter zu der Besonderheit seines neuen Bewußtseins:

»Obgleich ich mit beiden Augen zu sehen schien, nahm ich mehr die Bedeutung der Dinge wahr, als daß ich sie ›sah‹. Ich begann Leute zu erblicken, die ich kannte. Sie schienen durch die farbige Aura, die sie umgab, charakterisiert zu sein.«[88]

In diesem Erlebnis wird zugleich von einem Zerfall und einer Ausweitung des Bewußtseins gesprochen. Das Bewußtsein der Identität der menschlichen Persönlichkeit mit ihrem Körper löst sich in disparate Bewußtseinszentren, »Kopf, Herz, Eingeweide«, auf, um dann offenbar ganz zu verlöschen. Das Ich-Bewußtsein spaltet sich ab, es wird, wie wir es in den Erlebnisberichten vom Ich-Austritt gesehen haben, zur neuen Instanz, die den Körper, mit dem es bisher eine Einheit bildete, aber dann auch die vertraute Außenwelt bekannter Orte beobachtet, ohne die neu gewonnene Distanz offenbar verändern zu müssen. Und das Wert-Bewußtsein erfährt der Erzähler wie in der Sterbegeschichte vom braunen Männlein[89] als dritte Stimme, die er, wie in Psychologie und Parapsychologie üblich, seinem »Mentor«, dem Seelenfreund und Begleiter, Erzieher und Hofmeister, zuweist, den der gebildete Leser aus Homers Odyssee kennt. Vom Ich-Bewußtsein sind hier also zwei Größen abgespalten: ein Bewußtsein, das nach unten sinkt, in den Körper hinein, und dort offenbar zusammen mit dem Körper in die Teile zerfällt, deren Einheit bislang das Ich-Bewußtsein bildete und garantierte, und ein Bewußtsein, das gleichsam von oben her spricht, »aus einer unbekannten Quelle«, und Belehrungen über die neue Gegenwart erteilt.

Eine andere Berichterstatterin[90] hatte diesen Bewußtseinsmangel anders gesehen. Ihr schien es, das vom Körper gelöste Bewußtsein sammle sich, während sie sich »nach oben« bewegt, im Kopf. Zugleich aber empfindet sie ihren Körper gar nicht mehr.

Aber der Sterbende empfindet diesen Bewußtseins-Verfall nicht als etwas Negatives oder gar als Qual, nicht einmal als etwas Verwunderliches. Zwar scheint er stets zu wissen, daß das etwas Neues ist, aber sein Grundgefühl ist Befreiung. Vom Ich sinkt etwas ab, was nicht zu ihm gehörte, und vom Ich steigt etwas auf zu neuen Zielen. In der Hingabe seines Ich erfährt und gewinnt der Sterbende ein glückhaftes und seine Lebenswelt klärendes Licht.

Diese Veränderungen des Bewußtseins bieten sich sehr verschieden dar. Die Art des Todes scheint vor allem das Tempo der Veränderung zu bestimmen. So fällt an dem Absturzerlebnis des Professors Albert Heim, aus dem ich schon zitierte[91], auf, wie hart bei einem Verlust des Körperbewußtseins die Klarsicht für die unmittelbar bevorstehende Zukunft umschlagen kann in die mystische Schau des Lebenspanoramas und das Erlebnis der Weitung und paradiesischen Sphären-Seligkeit. Eben noch hatte dieser Bergsteiger das Aufschlagen seines Kopfes und Rückens auf die Felskante und fast zugleich sein Niederfallen in den Schnee am Boden des Felsabgrundes gehört, da hatte er in den Sekunden zwischen Absturz und Aufprall völlig bewußt alle Möglichkeiten dieses Sturzes für Gegenwart und Zukunft durchrechnen und zugleich die Visionen seines vom Körperbewußtsein befreiten Glücks schauen können:

»Wenn ich alles erzählen wollte, was ich während der wenigen Sekunden des Sturzes gedacht habe, würde ich fast eine Stunde brauchen. Gedanken und Bilder folgten aufeinander in klarer Abfolge. Zuerst überdachte ich die Möglichkeiten meines Schicksals und sagte mir: Der Felsen, über den ich geschleudert werde, muß eine Steilwand sein, denn durch ihn wird der Boden an seinem unteren Ende vor meinen Augen

verborgen. Alles kommt darauf an, ob an diesem unteren Ende noch Schnee liegt. Wenn ja, wird unten eine Schneewehe sein, und wenn ich darauf falle, kann ich mit dem Leben davonkommen. Wenn nicht, so falle ich auf das Geröll, und bei dieser Geschwindigkeit ist mein Tod unvermeidlich. Wenn ich mich nicht totfalle, dann werde ich die kleine Flasche Äther nehmen, die in meiner Tasche ist, und werde davon ein paar Tropfen auf die Zunge nehmen. Wenn ich nur nicht meinen Stock verliere, er wird mir unten gute Dienste tun. Ich dachte sogar daran, meine Brille wegzuwerfen, damit, im Falle, daß sie zerbräche, die Glassplitter mir nicht die Augen verletzen könnten. Aber die Heftigkeit der Fallbewegung raubte mir die Gewalt über meine Hände. Dann dachte ich an meine Kameraden und überlegte mir, daß ich, unten angekommen, ob nun verletzt oder nicht, mit allen Kräften rufen würde: ›Unverwundet!‹, um sie zu beruhigen. Und ich dachte weiter daran, daß ich in keinem Falle meine Geologievorlesung würde abhalten können, die in fünf Tagen sein sollte.«[92]

Unmittelbar in diese fieberhafte Arbeit des überwachen Tagesbewußtseins mischen sich dann die oben zitierten wirklichkeitsfremden euphorischen Glücksvisionen. Die Möglichkeit eines jähen Umschlags scheint gegeben. Und doch können und wollen die Sterbenden nicht sagen, daß das Bewußtsein des denkenden und schauenden Ich durch diesen Einstieg in das neue Medium und die neue Welt auch nur im mindesten an Klarheit einbüßt. Hinterher, falls sie gerettet sind, können sie sich nicht genug darüber wundern, wie diese Bewußtseins-Veränderung zustande gekommen ist und wie sie zur Klarheit dieser Schau gelangten.

»Als ich mich später in das alles zurückzuversetzen suchte, begriff ich, warum ich es nicht wie ein landläufiges Erlebnis schildern konnte. Indem ich mich von meinem Körper trennte, ließ ich auch all die sensorischen Instrumente zurück, mit denen wir die Erscheinungen der Welt wahrnehmen, die wir für die reale halten. Dafür wurde mir mancherlei über meinen

Platz in dieser unserer Welt und mein Verhältnis zu jener anderen Realität klar. Aber ich wurde dessen nicht durch mein Gehirn inne, sondern mit Hilfe eines anderen Teils meiner selbst, über den ich keine Auskunft zu geben vermag ... Ich möchte noch einmal wiederholen, daß ich mich an all das, was mir da außerhalb der Dimensionen der uns geläufigen Wirklichkeit widerfahren ist, nicht wie an ein Reiseerlebnis erinnern kann. Vielmehr habe ich es erst hinterher in den Tiefen meines Bewußtseins entdeckt, wo es als ein unbezweifelbares Wissen bewahrt ist. Skeptisch, wie ich bin, will ich gern zugestehen, daß es sich dabei auch um Reste einer subtilen Form von Hirnschädigung handeln kann ...«[93]

Die Rückkehr des Ich

Unsere Berichte stammen von Menschen, die im Koma lagen, aber dann doch nicht gestorben sind. Ihre Erzählungen führen uns ein Stückweit näher an den Tod heran. Aber die Erzähler sind wieder »zurückgekommen«, um sich später noch einmal auf die Reise in den Tod machen zu müssen, den wir alle einmal für immer leisten müssen. Es wirft nun der Bericht von dieser Rückkehr abschließend noch ein weiteres Licht auf ihre Erlebnisse.

Die Öffentlichkeit ist Zeuge vom weltweiten Bemühen der Ärzte, dem Tode, wo es nur irgend geht und die technischen Mittel bereitliegen und die finanziellen aufzubringen sind, Stunden, Tage, Monate, vielleicht ein paar Jahre abzuringen. Mit kriminalistischem Interesse verfolgen die Menschen die Anstrengung der Lebensverlängerung um jeden Preis. Die Story des sowjetischen Nobelpreisträgers Lew Dawidowitch Landau wurde zum Weltgespräch und unter dem bezeichnenden Titel »Der Mann, der nicht sterben durfte«[94] zum Bestseller. Mit zahllosen Knochenbrüchen und inneren Verletzungen lag er ein Vierteljahr »bewußtlos«, und ein Team von mehr als hundert der besten Ärzte hielt, wie es hieß, »seinen

Lebensfunken am Glimmen«, sie öffneten den Schädel, massierten das Herz, füllten ihn mit neuem Blut, injizierten ihn mit den kostbarsten Heilmitteln, bis er wieder die Augen aufschlug. Sein Fall war ein Triumph für die ganze Medizin, ein Meilenstein ihrer Pioniere und ein Modell der künftigen Lebensverlängerungstechnik.

Aber just das letzte Kapitel dieses Falles stimmt doch traurig. Professor Landau kehrte aus der Nacht seines Sterbens zurück, aber als was? Man triumphierte, er habe sein volles Bewußtsein wieder erlangt. Aber es war das Bewußtsein eines kranken, müden und traurigen Mannes, den geheimnisvolle Schmerzen nie mehr verließen. Er wurde nie wieder so hellwach, wie er vorher gewesen war. Ein Blick auf sein Gesicht sagt uns, wie fürchterlich das Zurückkommen sein muß, wahrscheinlich um so fürchterlicher, je länger es dauert und je tiefer das Sterben schon war.

Es ist nicht bekannt geworden, daß Professor Landau etwas von seinem Sterben und seiner langwierigen Rückreise erzählt hätte. Andere haben es getan. Die Sterbeerlebnisse mögen vielfältig voneinander abweichen, was über die Rückkehr, den Wiedereintritt des Ich in den Körper erzählt wird, ist aber so gut wie immer das gleiche. Der Sterbende empfindet die Bemühungen der Ärzte um seine Rückkehr als Schmerz. Oft meint er, durch einen Flaschenhals gezwängt zu werden. Er möchte Widerstand leisten, er ist traurig.

»Während ich draußen mitten im Zimmer stand«, schließt der Bericht des Dr. W., aus dem ich schon zitierte[95], »und unter heftigstem Schmerzgefühl, wußte ich, daß ich wieder im Leibe sei.« Ein anderer: »Ich ging widerstrebend in meinen Körper zurück, und als ich wieder zurück war, verschwand die Deutlichkeit der Vision von allem plötzlich, und ich hatte gerade noch einen Schimmer von Bewußtsein, der mit Schmerz durchsetzt war.«[96] Der Schriftsteller Paul Anton Keller, den der Maibaum erschlagen hatte, beendet seinen Bericht so:

»Das Licht, das sich mir öffnen wollte, trübte sich. Mir war, als zerre eine lieblose Kraft mein Ich in jene Tiefe, wo ich

meinen Leib wußte, dessen ich mich mit Unlust entsann. Irgendwo fühlte ich Schmerz. Ja, kein Zweifel, ich sank, wurde gezogen und konnte, sosehr sich alles in mir dagegen sträubte, den unsichtbaren Sauger nicht abwehren. Wieder brauste eine Welle heftigsten Schmerzes durch mich hindurch. Wie von einer brutalen Faust wurde ich aus der breiten Bahn flutenden Lichts gerissen, und jäh war mir, als röche ich Arzneien, Tabak, Gras und Tiere. Und da waren auch Menschen ... Und so, aus einer unabwendbar einsinkenden Ebene wühlenden Schmerzes, brach das Licht des Tages in meine Lider, eine Helligkeit, die erbärmlich war gegen die Welt des Lichtes, von der ich nun wußte. Tief über mich gebeugt erschien die haarumbuschte Stirn des Doktors, der nun sein Gesicht hob und mit einer mir fremd erscheinenden Stimme zu den Umstehenden sagte: ›Er lebt!‹ «[97]

Der Patient muß den Weg wieder zurückgehen. Hatte er erst das Glück von Hinausgehen und Befreiung, Licht und Freude erlebt, wird ihm jetzt alles stückweis wieder genommen. Dieses zweite Erlebnis stützt das erste:

»Plötzlich fühlte ich, wie jemand nach mir griff. Ich konnte nicht mehr vorwärts. Meine Füße kamen nicht mehr vom Fleck. Ich suchte diese Hand, die mich von rückwärts faßte, zu überwinden. Ich hatte Schmerzen, während sich die Hand immer fester um mich legte und die Farben vor mir dunkler wurden. Sie verblaßten schließlich und hatten keine Töne mehr. Und der Tunnel, aus dessen Enge ich mich dem großen Ausgang entgegengearbeitet hatte, wurde wieder schmal um mich, so eng, daß ich auf einmal Angst hatte. Die Hand zog mich zurück, immer weiter, in ein tiefes Dunkel hinein, das zuerst dunkelrot schien, dann aber schwarz wurde, so wesenlos schwarz, wie nur die ewige Nacht sein kann. Und dann war ich hier. Ich hörte Sie sprechen und empfand das Gefühl der Leere und der Traurigkeit. Aber Sie werden das alles nicht verstehen.« Die Kranke, heißt es weiter im Bericht, *»schloß ihre Augen und weinte. Nach einer Weile fragte sie: ›Bin ich*

sehr krank? Muß ich hier bleiben?‹ Der Arzt wollte sie beruhigen und gab ihr zur Antwort, daß es sich um eine Ohnmacht handelte. Dann sagte sie: ›Das war keine Ohnmacht! Das war viel mehr. Ich war auf der anderen Seite. Ganz bestimmt. Und bemühen Sie sich nicht um mich. Können Sie verstehen, daß ich es eilig habe, wieder dorthin zu gelangen, von wo mich die Hand zurückriß?‹ Frau Leslie lebte noch zwölf Stunden, dann starb sie zum zweiten Mal und für immer.«[98]

Der Schmerz entsteht, weil die Licht-Vision wieder verschwindet, die Farben wieder zurückgenommen werden, das Erlebnis einer Harmonie zerstört ist. Eine Frau, die aus dem Zuckerkoma zurückgeholt wurde, sagte es mit ganz anderen, wohl aus dem Abstand stilisierten Worten:

»Ich sah, daß ich weggetragen wurde, in lauter kleinen Teilen. Alle Teile hatten verschiedene Farben. Alles ist abgetrennt vom Stamm, meinem Leibe: Dort liegt die Leber, schimmernd in ihrer braunroten Farbe; da das Herz mit seinem blutrochten Trichter; und die Lunge. Sie bilden ein Farbenspiel – tief und schön. Und ich sah, wie ich weggeführt wurde zum Reich des Lichts. Und ich sah das Licht, viel stärker als unsere Sonne, das mich umstrahlte. Ich hielt diesen Schein nicht aus – da fiel ich, fiel ich wieder ins Dunkel. Mein Leib lag zerschlagen und zerstreut. Da sah ich mich, wie ich nach den inneren Organen meines Leibes suchte. Und ich wollte sie wieder an ihren ursprünglichen Platz in der Schöpfung setzen. Da sah ich den Pfeiler meines Rückgrats, seine feinen Nervengeflechte und -zweige, wie sie sich wieder suchten, die zerfallenen Organe. Und ich ward wieder ein Leben – ein Zweig an einem lebenden Baume.«[99]

Es war kein Schmerz und keine Angst mehr gewesen; nun melden sie sich wieder an als das, was zu diesem Leben gehört. Der Kranke war hinaufgehoben worden, er hatte sich getragen gefühlt, schwerelos war er in das Licht hineingeschwebt, das ihn überwältigte; nun muß er wieder umkehren, er wird hinuntergesaugt, gezogen, gedrückt, er erlebt wiederum Nacht, den schwarzen Tunnel und dann das, was wir Erwachen nennen: die ihm jetzt traumhaft erscheinende brutale Tagesgegenwart. Wenn er am Leben bleibt, so empfindet er dies, nachdem er einmal »so weit fort« war, nicht etwa, wie man meinen sollte, mit Dankbarkeit, sondern mit Trauer. Er kommt sich wie ein Verbannter vor. Vielleicht waren jene »geheimnisvollen Schmerzen«, von denen Lew Landau sein ganzes späteres Leben trotz aller Spritzen, die man ihm fast täglich gab, heimgesucht wurde, nichts anderes als dieser Schmerz der Rückkehr. Eckart Wiesenhütter hat von sich erzählt, daß er dieses »Heimweh nach drüben«, dem »Drüben«, das er im Sterbeerlebnis erfuhr, auf Jahre nicht losgeworden ist. Im Rückblick ist zunächst einmal dies in der Regel der stärkste Eindruck: daß es so quälend war, wieder hervorzutreten ins Tageslicht dieser Welt.

»Was mir selbst mit Sicherheit widerfahren ist, war das Erleben der unsäglichen Qual, aus dem Erlöstsein herausgerissen zu werden, in es zurückzusinken, wieder heraus zu müssen – wie ein Spielball, ohne die Möglichkeit eines Wollens oder einer Gegenwehr. Ich kann mich nicht erinnern, in diesen ersten Phasen etwas Festes von der Außenwelt, von anderen Menschen wahrgenommen und aufgenommen zu haben. Ich – wenn ich überhaupt ein ›Ich‹ war – befand mich wie in einer anderen, zerrissenen Welt – in mir oder jenseits meiner selbst.«[100]

Wir hörten von den Rückkehr-Schwierigkeiten des mittelalterlichen Visionärs. Ein Dämon, am Ende ein guter Dämon sucht ihn daran zu hindern, wieder in die Erdenwelt einzutreten[101]. Nicht anders ergeht es offenbar dem Sterbenden, den wir wieder beleben. »Es schien wie eine Pein und Enttäuschung, ins Leben zurückzukehren, und dieses Gefühl hielt sich viele Jahre«, hatte der lungenkranke Pfarrer bei Martensen-Larsen erzählt[102], und er fährt fort:

»Ja, eigentlich bin ich noch niemals darüber hinweggekommen; ich konnte mich nie mehr in dieser Welt heimisch so wie

früher fühlen. Für mich bedeutet dieses Erlebnis, daß ich weiß, ... und oft verspüre ich Heimweh nach jenem Morgen, wo der Nebel aufsteigen wird und wo ich ihn (Jesus) sehen werde von Angesicht zu Angesicht.«[103]

Eckart Wiesenhütter hat ausführlich die vielen Phasen geschildert, in denen sich der zum Bewußtsein zurückgekehrte Kranke mit seinem Sterbeerlebnis auseinandersetzt und Stück für Stück die Wiederanpassung an die Tageswelt widerstrebend leistet:

»Was ich als erstes von der Außenwelt auf mich zukommen spürte, waren Hände. Es mag sein, daß ich noch zu schwach war, um etwas sehen und erkennen zu können, wem die Hände gehörten. Aber ich spürte Hände, Berührtwerden, Gehoben-, Getragen- oder Umgelegt-Werden. Immer wenn ich wieder hinwegdämmerte, kamen als erstes erneut Hände auf mich zu ...«

»Schmerzhaft und zunehmend bewußt« spürt der Autor, daß sein »Aufsteigen aus der (Un)Tiefe wohl etwas mit einer Wiedergeburt zu tun hat«. Er muß wie das Kleinkind aus der »Körperschale« in die »Greifschale« hineinwachsen, um die »Sehschale« zu erreichen. Seine Beziehungen zu Menschen entwickelten sich neu, er beurteilte sie anders als früher, mehr aus der Gefühls- und Gemütsschicht, und entwickelte eine Scheu vor den Menschen, die er nicht wohltuend als »echte« Freunde empfand.

Vor allem aber taucht aus dem Unterbewußtsein des Menschen, der durch das Sterbeerlebnis ging, immer wieder eine Sehnsucht nach dem Tode auf.

»Das Sterbenkönnen begleitet mich wie ein Schatten«, als »Wunsch und Sehnsucht nach dem Erlöstwerden«, »das nicht abzustreifende Empfinden, daß ich Heimat und Geborgenheit hier nie mehr finden werde, daß ich mich hier nie mehr ganz sicher — geschweige gesichert — fühlen kann.«[104]

So ist die Todessehnsucht des »Zurückgekehrten« eher die Sehnsucht nach jener tiefen Geborgenheit, dem Getragenwerden und der Freiheit im Licht, das der Sterbende in jenem vielfältigen Erlebnis erfuhr, das ich die Ich-Weitung nannte.

»Ich weiß«, so formulierte diese Melancholie der Zurückgekehrten mit schlichteren Worten ein anderer, *»daß sich seit meiner Rückkehr aus jener anderen Daseinsform meine Einstellung zu unserer Welt in vielen Punkten fast von selbst geändert hat und weiterhin ändert. Auch befällt mich von Zeit zu Zeit immer noch so etwas wie Heimweh nach der anderen Wirklichkeit, diesem Zustand unbeschreiblicher Ruhe, in dem das Ich Teil eines harmonischen Ganzen ist. Der Gedanke daran dämpft das ewige Verlangen nach Besitz, Anerkennung und Erfolg. Vom angenehmen gemächlichen Dauerlauf zurückgekehrt, sitze ich im Garten und schreibe. Ein sanfter südlicher Windhauch bewegt das Gezweig der großen Kornelkirsche über mir. Zwei kleine Kinder gehen, eingesponnen in ihre Welt, Hand in Hand die Straße hinunter. Ich bin glücklich, hier und jetzt leben zu dürfen. Aber ich weiß auch, daß diese wundervolle Welt mit allem, was dazu gehört – Sonne und Wind, Blumen, Kindern und Liebespaaren – diese schreckliche Welt mit ihrer Bösartigkeit, Häßlichkeit und Qual nur eine von vielen Wirklichkeiten ist, die ich auf dem Wege zu fernen, unbekannten Zielen durchlaufen muß ...«*[105]

Damit sind wir bereits bei den Folgerungen, die für unser Leben aus den Kenntnissen zu ziehen wären, die wir bisher gewonnen haben. Bevor wir uns aber diesem Thema zuwenden, müssen wir versuchen, aus diesen Kenntnissen auch Erkenntnisse zu gewinnen. Wir haben Sterben von außen betrachtet, wir haben uns Berichte darüber zugemutet, wie es mutmaßlich von innen her, vom Sterbenden selbst aus gesehen, aussehen dürfte. Wie bringen wir beides zusammen, wie gleichen wir diese Erfahrungen mit dem aus, was die Philosophie, was die Religionen, was der christliche Glaube vom Sterben und vom Tode sagen?

Deutung der Sterbeerlebnisse

Sprachlosigkeit

Was wir hörten, müssen wir gelten lassen. Die Berichterstatter haben uns viel voraus. Ihre Erzählungen stimmen an zu zahlreichen Punkten miteinander überein, als daß wir an ihnen herummäkeln könnten. So mag es wohl mit unserem Sterben einmal bestellt sein, so, nämlich ganz anders, als wir immer meinten. Vielleicht hätten wir uns besser umsehen müssen: Wenn Sterben heute so ist, wie hier geschildert, war es wohl schon immer so, und dann muß schon immer da und dort davon berichtet worden sein, wenn auch nicht so häufig wie in unseren medizinisch besser ausgestatteten Zeiten.

Das Tibetanische Totenbuch, das ich zitierte, im achten Jahrhundert nach Christus verfaßt, hat schon alles gesagt, was hier mitzuteilen war. Es behauptet sogar, jeder Mensch habe ein Wissen davon, daß Sterben eben so ist, wie wir hörten. Denn wir hätten es alle schon wenigstens einmal erlebt: unsere Geburt, an die sich unser Tagbewußtsein auch nicht erinnert, zeige uns die Innenseite der Tür, die nach außen auf unseren Tod hinausgehe. Warum haben wir uns Angst gemacht? So heiter sieht es aus:

»Am folgenden Sonntag siebten Novembers ist er, Jakob Böhme, verschieden. Zuvor rufte er seinen Sohn Tobiam und fragte: Ob er auch die schöne Musik hörte? Als der sagte nein, sprach er: man sollte die Türe öffnen, daß man den Gesang besser hören könnte. Nun fahre ich hin ins Paradies.«[106]

Es gibt aber keinen, der uns das von sich aus erzählte und nicht eine kaum überwindbare Scheu gehabt hätte, es zu tun. Das Sterbeerlebnis trennt den Patienten von allen anderen Menschen. Die Krankenhausseelsorger berichten, es müßten bei den meisten Wochen vergehen, bis sie sich entschließen können, ein Wort über ihr Erlebnis weiterzugeben. Eckart Wiesenhütter hat seine Schwierigkeiten geschildert: Der Zurückgekehrte ist so bewegt und beglückt von dem ganz anderen, das ihm »draußen« widerfuhr, alles Sprechen darüber wäre Entweihung. Müssen nicht auch wir Respekt üben und die Grenzen der Diskussion achten?

Ich meine, dies zu tun, wenn wir jetzt den Versuch unternehmen, zusammenfassend zu deuten, was uns die Sterbeerlebnisse sagen. Denn wir tun dies, weil uns das andere Sterben zu einem anderen Leben helfen könnte. Es können gar nicht genug Menschen dieser Zeit erfahren, um was es hier geht. Die Deutung ist aber eine Übersetzung. Wir müssen auf Begriffe bringen, was uns in Bildern gesagt ist.

Denn das ist unsere erste Beobachtung: Das Sterbeerlebnis stellt sich vor allem als Bilderfahrung, als Vision dar. Wir sahen, alle Sinne sind beteiligt, vor allem auch das Ohr. Aber zuerst und weithin fast ausschließlich handelt es sich um Visionen. Diese Eigenart des Sterbeerlebnisses gibt mir zunächst zu denken. Im Denkraum des Christentums sind wir skeptisch gegen Visionen. Vollends der Protestantismus hat in seiner Bilderfeindlichkeit die Visionäre und die Visionen aus der Kirche verbannt. Der Apostel Paulus, ein Ekstatiker ersten Ranges, der den Ich-Austritt und die »Entraffung« offensichtlich in einer Art mystischem Doppelleben erfuhr, suchte als Jude zuerst das Wort im Jenseits seiner Seele: »Er ward entrückt in das Paradies und hörte unaussprechliche Worte«

(2. Kor. 12,4). Ich würde auch, befragt, worauf ich einmal zugehen möchte in meinem Sterben, mit dem Grabspruch antworten, den sich Sören Kierkegaard setzen ließ:

»Noch eine kleine Zeit,
so ist's gewonnen,
so ist der ganze Streit
in nichts zerronnen;
in Rosensälen darf ich
ohn Unterbrechen
in aller Ewigkeit
mit Jesus sprechen.«

Gespräch als Hinnahme und Rückgabe von Geist und Seele, als Tausch meiner selbst mit Gott und allem, was er mir schenkt – das wäre wohl für mich Ewigkeit als die Erfüllung meiner Existenz. Darum beschwert es mich, in den Sterbeerlebnissen zunächst Sprachlosigkeit anzutreffen. Sie behaupten, nicht darüber sprechen zu können. »Ich war ja schon im Paradies, was holt ihr mich zurück?«[107] sagen sie und begreifen gar nicht, daß sie uns anderen, die nicht »draußen« waren, etwas Wichtiges mitzuteilen hätten. Und sie scheinen drüben viel erlebt zu haben. Einige haben offenbar auch Stimmen gehört; aber das Gespräch, an dem mir läge, haben sie wohl noch nicht geführt. Sie empfingen die Schau auf paradiesische Zusammenhänge, und ihr Ich wurde in unerahnbare Weiten geführt; aber die uns hier in der Welt so schmerzlich fehlende Durchdringung von Natur und Geist, von Existenz und Wort ist auf dieser letzten Wegstrecke vor dem Tode noch nicht geleistet. Was hörten sie? »Ein feines, hohes Sausen« und Jakob Böhmes »Gesang«. Sie sahen Musik, die wie Farben war, und hörten Farben, die wie Musik waren. Schritte »hallten hinter ihnen her«, und »schöne, erhabene Gedanken herrschten vor«, »ich hatte das Gefühl, daß jemand mich trägt, ruft und tröstet«. Aber der Inhalt der erhabenen Gedanken, der Rufe und des Trostes ist von den Sterbenden offensichtlich nicht wiederzugeben. Sie sind sprachlos vor dem Erlebten, und was sie an

Sprache in ihren Berichten finden, besitzt nicht die Tiefe, die ich erwarte. Liegt das Gespräch noch voraus, wird es erst hinter der Schwelle geführt, an die Sterben hinanstrebt? Es bleibt eine Hoffnung. Ein Wissen darüber, wie ich »in den Rosensälen ohn Unterbrechen« den Austausch des Wissenden mit dem Erlöser führen werde, schenken mir die Sterbeerfahrungen der Zurückgekehrten noch nicht.

Diese Frage rührt an wichtige Zusammenhänge. Wir müssen sie wieder aufnehmen, wenn wir erörtern, was »nach« dem Sterben kommt. Daran entscheidet sich nämlich, ob ich als Individuum, wie es der christliche Glaube bekennt, »ewiges Leben«, »Auferstehung« erfahre. Mein Ich ist nur Individuum als sprechendes und hörendes Subjekt, als der von Gott angerufene und sich verantwortende Mensch. Würde dieser Zusammenhang im Sterben aufgelöst, so käme ich für immer zu Tode.

Ich deute die Sprachlosigkeit unserer Sterbeerlebnisse so: Im Sterben bahnt sich erst an, was ich erleben soll; die mitgeteilten Erlebnisse sind vorläufiger Natur. Das »Überbewußtsein« des Sterbenden durchmißt eine Zone der schweigenden Überwältigung. Er erlebt sein Ich neu, hineingerissen in eine Wirklichkeit, die er allenfalls stammelnd beschreiben kann. Aber das Tor neuen Lebens ist noch nicht aufgestoßen. Was wir vom Sterben wissen können, entlastet uns nicht von der Aufgabe, unser neues Leben, das nur Sprache sein kann, als die Verwirklichung der Gemeinschaft mit Gott zu glauben.

Der Wille, der Schmerz und die Angst

Stelle ich diese Schwierigkeit zurück, so vernehme ich als das zweite Ergebnis unserer Berichte, daß ich im Sterben den Willen, den ich so lange als mein Eigentum beanspruchte, wieder herausgeben muß. Ich habe dazu schon in meinem Leben immer wieder Versuche unternommen. Spät und mühselig und unter vielen Schmerzen habe ich herausgefunden, daß Glück oder Himmel, oder wie immer wir dieses allerletzte Gut und Ziel nennen, eben darin bestehen, den Eigenwillen loszulassen und hinzugeben. Ohnmächtig gebe ich meine Macht aus mir hinaus. Und werde dafür mit neuer Klarheit des Blickes, mit dem Überbewußtsein belohnt, geführt und getragen zu werden.

Ich muß hinaus aus dem Angestammten. Christlich gesprochen: Es ist das eigentümliche Gut des Geschöpfes, und darin ist es gut, daß es seinem Schöpfer gehören will. Immer wieder habe ich im Leben dazu Anläufe gemacht, und es schien jedesmal ein bitteres Geschäft zu sein, was doch allein Glück brachte: für den Gott, den ich im anderen Menschen finde, dazusein.

Und nun erweist sich drittens — so lese ich diese Berichte —, daß diese Sache im Sterben, wo sie zur Vollendung gelangt, ausdrücklich nicht bitter ist. Uns wurde von den Sterbenden vernehmlich gesagt, daß der Schmerz für sie aufgehört hatte, solange sie außerhalb des Leibes waren. Im Leben, scheint mir, ist Heilung so schwer, weil wir unsere Waffen nicht niederlegen wollen. Viel schlimmer als alle leiblichen Schmerzen, für die wir Pülverchen haben, sind die seelischen, die wir Menschen uns gegenseitig ohne Aufhören zufügen, ja wohl zufügen müssen aus dem einzigen Grunde, weil wir geistige Wesen mit einem Willen sind, der nicht immer gut ist, das heißt nicht immer will, was den Mitmenschen hilfreich ist. Daß aber entgegen all den düsteren Schreckensbildern vom Sterben, die unser Unterbewußtsein als Jahrhunderterbe mit sich schleppt, die letzte Stunde Befreiung von den Schmerzen bringt, die wir im Leben gelitten haben, wurde uns hier wahrscheinlich gemacht.

Was zunächst die körperlichen, die durch unsere Nerven als Sinneseindrücke zu uns gelangenden Schmerzen betrifft, so haben wir dafür, daß sie im Sterben verschwinden, auch neben den Sterbeberichten viele Zeugnisse. Es ist ein Vorurteil, daß Sterben körperlich qualvoll sei. Barbarin hat zahllose Todesfälle und Todesarten beobachtet. Er kommt zu dem Schluß, daß sich — außer in dem einzigen Falle des Selbstmordes — Sterben und physisches Leiden ausschließen[108]. Auch dann, wenn der Sterbende seiner Umgebung ein schlimmes Schauspiel bietet und einen letzten Kampf um sein nacktes Leben mit allerlei uns erschreckenden Bewegungen zu leisten scheint und uns veranlaßt, von einem harten oder gar bösen Sterben zu sprechen, leidet er in Wahrheit nicht. Denn seine Wahrnehmung von diesen Vorgängen in seinem Körper ist auf den Nullpunkt herabgesetzt, seine Sinne sind gedämpft, sein Bewußtsein weilt, wie wir sahen, ganz woanders. Hineintauchen in die Zone des Sterbens bedeutet ausdrücklich, leiblichen Qualen entkommen. Wenn der Hauptteil der Sterbensangst und Todesfurcht der Menschen in ihrer Angst vor physischen Schmerzen besteht, so kann man sie beruhigen. Wir haben im Leben viel mehr Schmerzen auszuhalten als im Sterben. Befragungen von Ärzten und Schwestern haben ein einhellig zu deutendes Material ergeben. Bei Julius Bahle finde ich den Erfahrungsbericht von Augenzeugen bei mehr als 4200 Sterbefällen. Nur in acht Fällen wurde ein »Todeskampf« beobachtet, aber die Berichterstatter müssen es offen lassen, ob hier noch ein so starkes Ich-Bewußtsein vorhanden war, daß Schmerzen empfunden werden konnten. In allen anderen, also 99,5 Prozent der Fälle wurde ein offensichtlich schmerz- und angstfreies Sterben ohne den berüchtigten Todeskampf beobachtet[109].

Daß das Sterben auch ausgesprochen schöne, befreiende, ermutigende Erfahrungen schenkt, haben so gut wie alle unsere Berichte gezeigt. Hier drückt sich aus, daß Sterben nicht nur die leiblichen Schmerzen hinter uns läßt, sondern den Menschen auch von den viel schlimmeren seelischen Qualen befreit, die sein Leben ihm bescherte, weil er sich nicht hingeben konnte an das, was sein Menschenauftrag ist. Die Verklärung, die auf den Zügen der allermeisten Toten gerade auch dann erscheint, wenn ihr Körper zuvor sich wehrte und aufbäumte, ist das kaum übersehbare Zeichen dieses Tatbestandes.

Diesseits des Sterbens bleibt etwas zurück, das dem ähnlich sieht, was wir im Leben Leib nannten. Aber es ist nur der Form nach dieser Leib: Medizin und Psychologie kennen Leib nur als beseelten Leib. Die Materie, die im Tode zurückbleibt, ist etwas anderes, drittes, das hier nicht berücksichtigt werden muß. Aus den Berichten vom Austritt und Wiedereintritt des Ich wissen wir aber dieses eine: Schmerz kommt nur in der Verbindung und durch die Verbindung des Bewußtseins, das da austritt, und des Wesens, das da zurückbleibt, zustande, sagen wir es in der alten bildlichen Sprache: nur durch die Verbindung von Körper und Seele. So kann Sterben gleichgesetzt werden mit der Einwanderung in das Reich, in dem wir keine Schmerzen leiden können, weil das Organ, an dem die Seele Schmerz empfinden kann, zurückgeblieben ist.

Wo der Mensch einen physischen und seelischen Kampf gegen den Tod kämpft, wo der Tod, wie wir immer gern wissen wollen, in uns den Todeskampf kämpft, findet er vor dem Sterben statt. Was wir sehen, ist nur ein Reflex, wie ihn die zuckenden Glieder des toten Frosches zeigen. Der Mensch ist schon nicht mehr hier. Damals schon, als ihn der Arzt zum »Terminalpatienten« erklärte, als sie alle im Krankenhaus begannen, ihn als den zu behandeln, mit dem es nun gewiß bald »zu Ende geht«, beim ersten Realisieren dieser ihm vielleicht lange verheimlichten Tatsache, hat er sich wohl aufgebäumt. Aber dann begann das Sterben, und er hat seinen Willen, seine Ein-Willigung gegeben. Sterben frei von Schmerz und Leid und darum frei von Kampf und Krampf kann erst beginnen, wenn wir sie gegeben haben; Sterben ist der Ausgang aller Kämpfe und Schmerzen, das Empfangen der reinen adamitischen Geschöpflichkeit, die sich hinzugeben vermag, weil Hingabe nicht mehr als Leistung verlangt wird, sondern als Sein geleistet ist.

Im vorletzten Kapitel der Bibel werden der neue Himmel und die neue Erde als die Zeit beschrieben, da es neben dem körperlichen Schmerz und dem seelischen Leid auch kein »Geschrei« mehr geben wird, das uns Angst machen könnte. Ich lese viertens unsere Sterbeberichte als die Erfahrung der uns erwartenden Freiheit von Angst. Sie besagen: Das Ich kommt aus dem Tunnel der dunklen Beengung hervor, es erlebt, daß es schwebend gehalten, getragen und beglückt wird.

Angst hatten wir vor dem Sterben, im Sterben scheint sie

uns verwehrt. Angst mag, wie Martin Heidegger vor fünfzig Jahren schrieb, die »Befindlichkeit« des endlichen Menschen sein, der sein Dasein als einzelner immer bedroht sind. Aber unsere Berichte deuten in ihrer eigentümlichen Sprachlosigkeit durch allerlei Symbole an, daß der Sterbende Vereinzelung und Bedrohung nicht mehr als den Grund seiner Existenz erlebt:

»Ich sah Bilder vor mir, in denen alle Farben des Regenbogens ineinanderflossen. Ich fühlte weder Angst noch Leiden. Alles wird friedlich um mich: Ich habe das Gefühl von Wohlbefinden und Freude. Dann fühle ich mich von der Erde in die Höhe gehoben, fühle mich im Raume treiben . . .«[110]

Wenn Vergleiche hier überhaupt etwas besagen, so finde ich den von der Schleuse zutreffend. Scheinbar bleiben wir, wenn das Sterben beginnt, in dem Wasser des Flusses, das wir kennen. Da liegt der Körper auf dem Bett, und noch beseelt ihn der Geist. Aber ein Tor ist hinter ihm zugegangen und schließt den Zufluß des alten, schwarzen Wassers aus. Der Mensch hat eingewilligt in den Übergang, und langsam, bevor das andere Schleusentor geöffnet werden kann, dringt anderes Wasser ein, das ihn höher trägt, damit er auf das Niveau gelangen kann, auf dem er nun weiterschwimmen soll, wenn er aus dem Tunnel und dem schwarzen Wasser seiner Ängste hinausdringt in das Licht, dieses Neue. »In der Welt habt ihr Angst« (Joh. 16,33), aber die Welt soll überwunden werden. Der Glaube, daß dies durch den Christus geschieht, fügt sich hier ohne Schwierigkeit ein, denn der Christus ist es ja, der ins Sterben und in den Tod denen vorangeht, die alle mit ihm sterben müssen. Als ihre Zukunft ist er ihre Gegenwart.

In unseren Berichten erscheint die Dimension der Zukunft eigentümlich aufgehoben in der Gegenwart des Erlebnisses. Und wie der Sterbende Schmerzen nicht mehr leidet, weil er das Organ des Schmerzes zurückgelassen hat, so kann er Angst nicht mehr erleben, weil er Zukunft nicht mehr besorgen muß. Denn Angst ist ja unser Bewußtsein, daß etwas Schlimmes kommen wird. Wenn es gekommen ist, ist Angst auch vorbei.

Leib und Seele

Bei dem fünften und letzten nun, was mich an diesen Berichten besonders beschäftigt, müssen wir länger verweilen. Ging es bislang um lauter negative Dinge, um Korrekturen an unserem bisherigen Bild vom Sterben, so fragen wir jetzt danach, inwiefern sich neues Sein und neue Erkenntnis in diesen Erlebnissen ankündigen. Das geheimnisvolle Aufhören von Sprache, jene beunruhigende Erscheinung, von der ich ausging, könnte vielleicht in dem, was wir jetzt zu besprechen haben, seine Erklärung finden.

Die meisten unserer Berichte reden unbefangen davon, daß sich im Sterben die Trennung von Leib und Seele vorbereite, die dann im Tode vollzogen werde. Ich habe dies in diesem Kapitel auch schon getan. Es ist die gängige Vorstellung und die gängige Rede seit den Tagen der alten Ägypter und Griechen. Und es scheinen nun alle Erfahrungen, die uns die Sterbenden mitteilten, diese Trennung zu bestätigen: Das Ich tritt aus dem Körper heraus; es sieht ihn unter sich liegen wie eine leere Schale, ein abgelegtes Kleid. Das Ich, die Seele, nimmt alsdann ein Leben auf, das den Körper nicht mehr benötigt. Es sieht vergangenes Leben wiederholt und betrachtet es, frei vom Körper. Zugleich aber betrachtet es Vergangenheit in größerer Klarheit als zuvor und wie ein Richter, der vom Interesse am Angeklagten frei ist. Es erhebt sich schließlich über den Körper weit hinaus und hat Visionen und Auditionen, die es, solange es im Leibe war, nicht kannte. Das Ich – unsere gewohnte Sprache sagt: die Seele – erscheint nun frei, einen neuen Flug anzutreten. Es kennt nicht Gegenwart des Leibes und darum keinen Schmerz, nicht Zukunft seines Lebens und darum keine Angst und die Vergangenheit erscheint verklärt, darum hat Schuld ein anderes Gesicht.

Aber nicht anders als bei unserer gängigen Rede vom Bewußtsein, die sich als zu vordergründig erwies, habe ich an dieser Stelle Schwierigkeiten. Kann der Mensch so einfach, als bestünde er aus zwei Hälften, in Leib und Seele aufgeteilt werden? Wir meinen zu wissen, von welchen Größen wir sprechen, stoßen jedoch mit allem Reden nur in weitere Geheimnisse vor. Die Wissenschaft weiß weder, was der Leib, noch was die Seele ist. Gibt sie es zu wissen vor, so treibt sie Mythologie. Die monistischen Erklärungsversuche haben in die Irre geführt. Längst kann sich der Materialismus nicht mehr naturwissenschaftlich begründen. Die Seele ist nicht nur das leibliche Leben, wie es sich erlebt, die innere Außenwelt, wie Novalis meinte. Aber der Leib ist auch nicht nur das Werkzeug der Seele und auch nicht nur ihre Erscheinung, wie die Spiritualisten seit Aristoteles glauben, so daß sich in diesem wie in jenem Falle alles aus einem einzigen Prinzip erklären ließe. Wir behaupten gern diese Stufenleiter, aber noch keine Theorie hat erklärt, wie aus anorganischem Leben organisches und daraus seelisches und geistiges entsteht. Die Medizin sagt: Leib und Seele seien »innig miteinander verbundene, aber doch trennbare Substanzen«, und gibt zu, daß alle Versuche, die Seele im Körper zu lokalisieren, fehlgeschlagen sind. Wir sehen immer deutlicher, wie eng die Verbindung zwischen körperlichen und seelischen Abläufen im Menschen ist und daß daher menschliches Leben nur als eine Ganzheit und Einheit der noch vorwissenschaftlichen Größen Leib und Seele zu fassen ist.

Daraus ergeben sich Schwierigkeiten für das Verständnis der mitgeteilten Sterbeerlebnisse. Die Naturwissenschaft weiß wie wir alle von seelischen und geistigen Wirklichkeiten, die weit über das Leibliche hinausgreifen. Insofern spricht sie von der Seele als einer »getrennten« Substanz. Aber sie kennt die Seele doch andererseits nur in ihrem »Zusammenfunktionieren« mit dem Körper; so als gäbe es Seele nicht ohne ihn. Die beiden sind verbunden und doch nicht eins, getrennt zu beobachten und doch eng aufeinander bezogen. Das Bild vom Körper als dem Kleide der Seele geht auf Plato zurück. Er sprach auch vom Leibe als dem Kerker der Seele oder dachte sich ihn als die Schale der Muschel Seele. Die Zweiteilung ist schroff durchgeführt. Diese Bilder widersprechen den Kenntnissen heutiger Psychologie. Wir können uns eine so äußerliche Beziehung zwischen Leib und Seele nicht denken. Das Kleid ist ein zweites gegenüber dem Körper, es verhüllt, wärmt und schmückt ihn. Aber es hat keine Beziehung zu ihm, die ihn mitbestimmt. Die Bibel denkt niemals in einer so einfachen Ordnung. Sie weiß, daß der Mensch nicht Leib und Seele hat, sondern Leib und Seele ist.

Ich könnte das, was die Sterbeerlebnisse andeuten und was die moderne Wissenschaft herausgefunden hat und was der christliche Glaube annehmen kann, in einem anderen Bilde wiederfinden: dem von der Orgel und ihrem Spieler. Es ist jedoch das, was wir unter Leben verstehen, nicht einerseits die Orgel als der Körper und andererseits der Spieler als die Seele, sondern das Spiel. Menschliches Leben wäre die Erscheinung dieses Zusammenwirkens der beiden getrennten und zugleich funktional geeinten Substanzen im Spiel, das wir hören. Wenn der Spieler aufsteht, ist das Leben wirklich und radikal zu Ende, wie eben Tod nur radikal zu denken ist, und wir sehen nichts mehr als die tote, aus sich selbst allein nicht mehr klingende Orgel. Mit dem, was es zu hören gab, was Leben als Leib-Geist-Einheit und Frucht ihres Zusammenwirkens schenkte, ist es vorbei. Ich mag in den Sterbeerlebnissen gerade noch erkennen, daß der Spieler aufsteht. Er geht fort. Wohin? Kann er ohne dieses Instrument sein? Offenbar. Aber wer, was wird er sein?

Ich habe jene so verschiedenartigen Erlebnisse in der Hochphase der Sterbeerfahrung unter den Titel »Ich-Weitung« gestellt, und wir haben uns Gedanken darüber gemacht, was im Bewußtsein des Sterbenden vorgehen mag. Bewußtsein, Ich, Seele sind Namen für verschiedene Aspekte der einen Sache, die wir so lange umkreisen und genau doch nicht fassen können. Das Ich oder die Seele, so schien es uns nach diesen Erzählungen, schwimmt schon vor dem Tode, von seinem Körper getrennt, gleichsam hinaus, einem strahlenden Erlebnis zu. Es ist zugleich mit allem, was es da zu »sehen« und zu »hören« gibt, das Erlebnis der Befreiung, der Lösung, der Vergrößerung des eigenen Umfangs und der eigenen Tiefe. Das Ich, so hörten wir schon, verschwindet nicht wie beim Geisteskranken und Drogensüchtigen, es gewinnt vielmehr so etwas wie ein Überbewußtsein, eine neue Dimension. Aber es ist eine Dimension seiner selbst. Es hat seine Identität. Doch fällt an den meisten dieser Berichte auf, daß diese Identität in jenem neuen »Raum« nicht anderen Identitäten begegnet, wie es hier unser Leben ausmacht und die Gemeinschaft, das Gespräch und den Streit unter Menschen hervorbringt. Wir hörten von Stimmen und von Wesen, die sich in großer Zahl schützend und begleitend nähern[111], der Mystiker trifft in der todesähnlichen »Entraffung« Engel und Dämonen an[112]. In diesen Bildern formuliert sich das Bewußtsein von der Eingliederung in eine andere, größere und hellere geistige Welt.

Der Sterbende jedenfalls erlebt es, daß er hinauswächst über das Organische und Seelische, in dem sich unsere Individualität ausspricht, in eine höhere Form, und dennoch bewahrt er sich das Bewußtsein, als Person dieser Seele, die seinen Namen trägt, nicht untergegangen zu sein. Er läßt sich los, ohne doch losgelassen zu sein; er leistet die Hingabe, ohne doch verlorenzugehen; er wird gelöst, aber nicht aufgelöst; er meint einem größeren Ganzen anzugehören, ohne doch selbst darum, wie man vermuten sollte, weniger zu werden. In einem Fernsehgespräch, das wir über dieses Thema führten, sagte ein Mediziner aus Schweden: »Solange wir diesseits des Sterbens sind, ist unser Ich wie ein Salzkorn. In dem Augenblick, da wir auf die andere Seite treten, erleben wir, daß das Salz ins Wasser fällt: Äußere Form und Konzentration verschwinden, aber das Wasser wird salzig.«[113] Dieses Bild erscheint glücklich. Aber es trifft nicht, was der Christ meint.

Da wir wissenschaftlich heute Leib des Menschen nur als beseelten Leib und Seele des Menschen nur als Beseelung eines Leibes kennen, vermögen wir auch nicht zu sagen, was Trennung von Seele und Leib ist. Wahrscheinlich ist das, was sich trennt, mit dem Wort Seele unzulänglich bezeichnet. Einer unserer Berichterstatter sprach vom Ich des Sterbenden, das mehr als Ich ist, ein »Sublimat« von ihm[114]. Die Wissenschaft sieht den irdischen Menschen nur richtig, wenn sie ihn als Ganzheit erkennt. Dennoch ist Sterben so etwas wie Trennung. Offensichtlich aber nicht in einem negativen Sinne. Es fehlt das Wort dafür. Diese Trennung erscheint ja in den Berichten als Heimgang und als das allerreinste Glück, als Durchgang in ein neues Sein, wie es in unserer Geburt geschieht. Keiner der Berichterstatter hat uns den Eindruck vermittelt, im Sterben würde etwas aufgegeben. Wie unsere Redewendung sagt: »Das Zeitliche segnen«, so ist das Zurücklassen so gut wie das Weitergehen im Sterben. Was geht weiter? Noch jeder der Sterbenden unserer Schrift berichtet im Bewußtsein der eigenen Unzerstörbarkeit.

Es gibt uns ferner zu denken und ist ebensowenig vereinbar mit dem, was die Wissenschaft heute sagt, daß in den Berichten ohne jeden Versuch der Erklärung bezeugt ist, der Sterbende habe, nicht mehr gebunden an das, was wir »Materie« nennen, dennoch mit einem Sinnesapparat seine nahe und später die weite, ja sehr ferne Umgebung wahrgenommen. Und das, wie immer wieder gesagt wurde, im wörtlichen Sinne. Ist es nicht einer der ältesten Lehrsätze der denkenden Menschheit, daß Gleiches nur durch Gleiches erkannt werden kann? Hier aber soll »Materie« von außerhalb der »Materie« beobachtet worden sein, hier sollen Sinne ohne Sinnesorgane gewirkt haben können? Aber auch dies könnten künstliche Gegenüberstellungen sein, denn wir wissen nicht, was »Materie« eigentlich ist.

Ich habe auf die in allen Zeiten bezeugte außerleibliche mystische Schau hingewiesen. Sie mag einen Vergleich zu dem abgeben, was im Sterben geschieht. Das Salzkorn geht nicht nur darum im Meer auf, weil es gilt, den Aggregat-Zustand zu verändern. Der Sterbende bekommt nicht nur Teil an einer Überindividualität. Im Medium des Allgemeinen wird seine Person bewahrt, und das neue Sein ist, wie der Apostel Paulus bezeugt (1. Kor. 13,12), vor allem der neue Erkenntnisstand. Was die Sterbenden mit ihren ungelenken Texten über ihre größere Klarheit und so etwas wie Allwissen sagen, gehört in diesen Zusammenhang.

Es sind dies alles Widersprüche im Raum unserer Logik. Auflösung des Salzkornes im Meer soll nicht Vernichtung sein, obwohl das Korn doch für unsere Augen nicht mehr existiert. Das Individuum soll hineingenommen werden in die Überindividualität und doch so wenig untergehen, daß der christliche Glaube an die Wiederherstellung aller Individuen nicht unvertretbar erscheint. Unsere Berichte stellen keine Lehrsätze darüber auf, und sie lassen sich nicht aufstellen. Denn unsere Lehren halten der Wirklichkeit nicht stand. Sie sind Hinweise und Versuche, in Worten zu sagen, was in Worten nicht faßbar ist, also Bilder für andere zu setzen. Wir müssen uns ganz klar darüber sein, daß alles, was wir hier aus unserem Erkenntnisstand über jenen anderen sagen können, bestenfalls Annäherungswert besitzt.

Das gilt zweifellos auch für die Sterbenden selbst, die uns Bericht gaben. Einer von ihnen kann es sich nur mit den Kategorien der östlichen Philosophie klarmachen, was er erlebt hat:

»Eine der größten Erkenntnisse, die mir während des Todes und nach den vielen Meditationsstunden zuteil wurde, ist das Schwingungsprinzip . . . Für mich stellt seit dieser Zeit ›Gott‹ eine Urenergiequelle dar, unerschöpflich und zeitlos, sie strahlt ständig Energie aus, absorbiert auch Energie, pulsiert ständig . . . Sie ist die vollendete Harmonie . . . Verschiedene Welten werden aus verschiedenen Schwingungen gebildet, die Frequenzen bestimmen die Verschiedenheiten . . . Gleichzeitig können daher am gleichen Ort verschiedene Welten existieren, da die einander nicht korrespondierenden Schwingungen auch nicht beeinflussen. Sie sind da und doch nicht für uns da, so wie Radiowellen oder elektromagnetische Energien unsere Körper, unsere Häuser, unsere Natur durchdringen, ohne Schaden anzurichten. Es sind geeignete Organe notwendig, um sie zu messen . . . So sind auch psychische und pneumatische Energien als Schwingungen und eigene Welten denkbar, und so können Geburt und Tod als die Ereignisse verstanden werden, in denen wir von einer Schwingungsfrequenz und damit von einer Welt in die andere gelangen . . .«[115]

Ein Leser mit anderem geistigen Hintergrund wird nach anderen Erklärungsversuchen ausgehen, bezogen auf die Symbole seiner eigenen Vorstellungen. Einige der Sterbenden haben ihr Erlebnis ohne Mühe in das christliche Bild vom Sterben einordnen können. Mir scheint es, wenn wir diese Dinge weiterdenken, nur immer darauf anzukommen, nicht eine Lehre gegen die andere zu stellen. Dies gehört ja der Weise unserer Selbstbehauptung zu. Von ihr löst uns das Sterben. Wenn wir eine beweisbare Lehre aus dem ziehen wollen, was hier mitgeteilt wurde, so kommen wir kaum auf unsere Kosten. Zu vage und blaß ist da das meiste, was wir hörten. Formulierbare Wahrheiten wurden nicht offenbart. Was unser Geist im Sterben und im Tod an Inhalten der Wahrheit empfängt, kann er wohl erst erfassen, wenn er die Höhe des Erkenntnisstandes gewonnen hat, der der Wahrheit angemessen ist, dann, wenn nicht mehr nur die uns bekannten Zahlen und Figuren, wie Novalis es formulierte, »sind Schlüssel aller Kreaturen ...: wenn dann sich wieder Licht und Schatten zu echter Klarheit werden gatten ...«

Unsere Worte laufen dieser Sache nur mühselig hinterdrein. Wir spüren wohl, daß diese Erlebnisberichte uns Unausdenkbares zumuten. Nur auf diese fünf Punkte habe ich hinweisen können. Der Leser mag noch viel mehr finden. Wo kommen wir her? Wo gehen wir hin? Wer ist der Mensch? Was immer Wichtiges und Richtiges die Philosophien und Religionen der Menschheit dazu sagen, es wird durch die Sterbeerlebnisse zum Leben gebracht und vertieft. Worte wie Erbsünde, Urschuld und Karma, Seelenwanderung, Vorwissen, Jüngstes Gericht, Sündenvergebung, Läuterung, Rechtfertigung, Erlösung, Paradies und Nirvana, jedes der großen Symbole, in denen wir die Menschenexistenz zu erfassen suchen, muß ich neu bedenken. Schon deswegen, weil ich erfahren habe, daß wir nicht nur sterben müssen, sondern vor allem sterben dürfen, daß uns nicht nur als Kreatur vor dem Tode grauen soll, sondern daß uns im Sterben die Angst abgenommen wird.

Was danach kommt

Unsere Berichterstatter sind aus ihrem Sterben zurückgekehrt. Sie haben den Tod ganz nahe gesehen, aber sie sind nicht hindurchgeschritten. Über den Tod, so sagten wir am Anfang, kann nichts gesagt werden. Wir können ihn in das Leben nicht einbauen, vom Leben her nicht verstehen, denn er ist der Widerspruch zum Leben. Es wird aber keinen Leser dieser Berichte geben, der nicht dennoch fragt, ob wir aus ihnen nicht Rückschlüsse auf den Tod und das, was nach dem Tode kommt, ziehen können.

Die moderne christliche Theologie betont die Radikalität des Todes und des Totseins des Menschen in seinem Tode. Sie hat dafür die Bibel nicht einhellig auf ihrer Seite, aber ihr ist um des Glaubens willen an diesem Argument gelegen. Wenn ich allein auf Gott die Hoffnung setze, daß er mich aus dem Tode auferweckt, so soll ich nicht gleichzeitig glauben dürfen, ein Stück von mir durch den Tod hindurchzuretten.

Damit wird das Christentum in Gegensatz zur platonischen Philosophie gebracht. Nach ihr trennen sich im Tode Leib und Seele. Die Seele, das gute und edle Prinzip, läßt das unvollkommene, den Leib, auf der Erde zurück und steigt zu einem neuen ewigen Leben bei Gott auf. Wir wissen alle, daß diese Idee die ganze abendländische Geschichte beherrscht und noch heute aus unserem Bewußtsein kaum zu verdrängen ist. Nun hat aber nicht nur die moderne christliche Theologie, sondern auch die Anthropologie unserer Zeit, die wissenschaftliche Lehre vom Menschen, mit dieser Vorstellung ihre Schwierigkeit.

Wir sahen, daß die Wissenschaft nur den beseelten Leib und nur eine an leibliche Organe gebundene und mit ihnen zusammenwirkende Seele als ihr Forschungsobjekt kennt. Der Mensch ist das Spiel, das durch die Orgel und den Spieler erklingt. Keins von beiden darf fehlen, keines ist für sich denkbar, wenn wir Menschenleben denken, weder der Spieler noch die Orgel. Jedes für sich genommen ist tot, ja hat nie existiert, wie viele Wissenschaftler glauben. Auch die Bibel kennt den

Menschen vor allem als die Einheit von Leib und Seele. Der Tod betrifft den ganzen Menschen, er zerbricht den Menschen an Leib und Seele.

Und dennoch redet die Schrift nicht einhellig von dem, was nach dem Tode »ist«. Nur eins bezeugt sie immer wieder: Tot ist jeder Mensch, der nicht bei Gott ist, der Gott nicht preisen kann. So kann ein Mensch schon im Leben buchstäblich tot sein. Jahwe und das Totenreich schließen einander aus. Wer dort ist, kann nicht bei Gott sein. Der Tod ist die absolute Gottferne, Gottverlassenheit. Dies ist aber nicht etwa als ein Zustand verstanden. Wie lange der Tod »dauert«, wie lange der Mensch nach christlichem Glauben von Gott fern im Tode sein mag, ist theologische Spekulation.

Die moderne christliche Theologie betont die Zäsur des Todes überscharf. Sie erweckt die Vorstellung, der Mensch liege, vernichtet an Leib und Seele, als ganzer Mensch und als Mensch ganz zerstört im Raum des Todes, der Gottferne, bis an einen jüngsten Tag, an dem Christus den einzelnen wie die ganze Menschheit an Leib und Seele wieder zu neuem menschlichen Leben zusammensetzt. Sie möchte um des Glaubens willen verhindern, daß wir uns den Übergang zu leicht machen. Es geht im Tode nicht um einen »Pferdewechsel«, wie Ludwig Feuerbach sagte[116], sondern um das Ende aller unserer Vorstellungen, weil es von dieser Grenze ab in unserem Bewußtsein weder den Raum noch die Zeit mehr gibt.

Das platonische Menschenbild ist in dieser Einfachheit nicht aufrechtzuerhalten. Daß der Mensch zweigeteilt Leib und Seele sei, können wir, angesichts der Daten, die uns die Psychologie und die Psychiatrie unserer Tage gibt, nicht annehmen. Wissenschaftlich ist die Sache zumindest viel komplizierter. »Trennung von Leib und Seele« ist nur ein Bild für einen Vorgang, den wir nicht fassen können. Aber auch die Annahme einer »Zusammensetzung von Leib und Seele« in der Auferstehung, auch die dann von modernen Theologen angenommene völlige Neuschöpfung des ganzen Menschen ist nur ein Bild.

Bilder sind jedoch nicht gleichgültig. Wir sollten uns zu dem Bilde entschließen, das der Vorstellung vom Menschen entspricht, die uns unsere religiöse Überzeugung anbietet und dem die Wissenschaft nicht widersprechen kann. Aber auch meine religiöse Überzeugung ist nicht beliebig. Ich möchte mit ihr leben können. Sie muß mich in ein Leben hineinbinden, das mich zu neuem Leben heil und frei machen kann.

Die von Karl Barth radikal vertretene Lehre, daß im Tode des Menschen keine »ewige Seele« zurückbleibe, kann von der Naturwissenschaft her weder bewiesen noch bestritten werden. Darauf ist die Theologie auch nicht aus. Die Psychologie sagt, daß sie an ihrem Objekt, dem lebenden Menschen, psychisches Leben immer nur zusammen mit organischem Leben beobachten kann, und es ist von daher vielleicht bei ihren meisten Vertretern selbstverständlich, daß für sie psychisches Leben nicht durch den Tod hindurch für sich bestehen kann. Aber das ist nur die Annahme dieser Psychologen, nicht anders als die Behauptung einer »ewigen Seele« eine Annahme wäre. Wir sind hier auf dem Felde des Glaubens.

Mich jedenfalls hat die Vorstellung, daß da mit dem Tode der ganze Mensch nicht und nichts ist, um als ganzer dann wieder in seinem leiblichen und geistigen Bestande am Jüngsten Tage neu aus dem Gedächtnis des Schöpfers gerufen und wieder zusammengesetzt zu werden, noch nie befriedigt. Ich werde weder mit der Annahme eines Vakuums dazwischen noch mit der Annahme, daß der identische Mensch nach dem totalen Zerfall in dieser Abtrennung von seinem irdischen Vorgänger wieder plötzlich auf den Schall der Posaune neu erstehen soll, fertig. Mir scheint hier mythologisches Denken am Werk, das doch sonst heute so verpönt ist.

Diese Lehre ist konsequent und geschlossen und wird heute gern vertreten. Aber sie lähmt nicht nur meinen Glauben, sie steht nicht nur im Widerspruch zu Beobachtungen und Überzeugungen, die ich auf anderem Felde gewonnen habe, sie ist auch mit wichtigen Aussagen des Neuen Testamentes nicht in Einklang zu bringen. Nach ihm dürfte viel eher der Glaube an eine Gottesgemeinschaft des Menschen sofort nach seinem Tode angenommen werden können (Luk. 20,38; Phil. 1,23; Joh. 11,25).

Die Heilige Schrift hält den Tod für den Abbruch unserer irdischen Existenz. Er macht es uns unmöglich, uns länger vor der Wahrheit Gottes zu verstecken und das Offenbarwerden unserer eigenen Wahrheit zu verhindern. Aber gerade darum ist er nicht das Ende meines individuellen Weges. Vielmehr wird dieser Weg durch den Tod erst eigentlich wichtig genommen. Der Fromme des alten Bundes glaubt, daß Gott seine Seele »nicht dem Tode lassen wird« (Ps. 16,10; Apg. 2,27); Gott »erhebt mich aus den Toren des Todes« (Ps. 9,14).

Selbst eine Psychologie, die die Seele für eine Funktion des Gehirns hält, muß sich fragen lassen, was denn der Mensch eigentlich sei, wenn der Körper vernichtet ist und sein seelisches und geistiges Leben damit untergeht. Und die Theologie kann die biblischen Aussagen nicht übersehen, nach denen die Toten eine Geschichte haben. Natürlich ist es klar, daß das Wort Geschichte für die »Zeit« nach dem Tode ganz unangemessen ist, da Tod ja das Ende von Raum und Zeit für den Toten bringt. Aber wir haben eben nur Worte aus unserer dreidimensionalen Welt. Jedes Wort über den Tod und die Toten, über ewiges Leben und Auferstehung ist nur ein Bild. Dennoch ist über die Toten nicht nur zu schweigen. Sie fallen nicht in ein Loch, um dort bis zur Auferweckung zu bleiben.

Ich habe oft gesagt, daß die mitgeteilten Sterbeerlebnisse keine Beweiskraft haben. Man kann sie abtun als die Produktionen der im Koma gestörten Phantasie. Vielleicht findet darin einer sogar die Erklärung dafür, daß sie alle bei Unterschieden im einzelnen eine so gleichförmige, einhellige Sprache sprechen. Aber nun darf auch, wer sich von ihnen sagen läßt, daß der Tod nicht viel anders sein kann, wenn Sterben so ist, nicht etwa meinen, ein solches Wissen könnte ihm den Glauben ersparen. Mein Glaube, daß ich nicht im Tode bleibe, meine Hoffnung, daß Gott keinen Augenblick verstreichen lassen wird, um mich durch den Tod hindurch zu sich zu nehmen, wie Jesus es dem Schächer am Kreuz zugesagt hat (Luk. 23,43), mein über den Tod hinaus auf neue Existenz hoffender Glaube ist das erste. Er begründet sich mit der Zusage, die Christus gegeben hat und die er ist. Aber wenn sich die theologische Spekulation daran macht, Sterben, Tod und Jenseits auszumalen, dann darf ich auch die Erfahrungen aus anderem Bereich heranziehen, um mir unter den vielen möglichen Bildern von diesen unerfaßbaren Dingen dasjenige verständlicher zu machen, das meinem Glauben entspricht und mich von unnötigen Denkzwängen befreit.

Die moderne Theologie sucht den platonischen Dualismus mit Recht zu meiden. Aber an dieser Stelle läßt sie Dualismus zu: Sie spaltet den Menschen und seine Welt. Der Tod soll ihn radikal, zu deutsch: mitsamt seiner Wurzel, vernichten; die neue Geburt der künftigen Auferstehung soll ihn aus dem Nichts wiedererstehen lassen. Wo »war« der Herr in den drei Tagen, in denen sein gehenkter Leib im Grabe lag? Wo »war« er, bis er seinen neuen Leib annahm, den Paulus den »geistlichen Leib« nennt (1. Kor. 15,38)? Oder war er nicht, war er nichts?

Auf die Gefahr hin, an diesem Punkt der platonischen Ketzerei ein Stückchen nahezukommen, vermag ich nicht zu glauben, daß die menschliche Person im Tode untergeht. Und Person bedeutet unter anderem die zur Vollendung strebende Wirksamkeit des Geistes, Entelechie. Es geht geistig weiter mit uns jenseits des Todes. Schon früh hat die christliche Gemeinde über den toten Christus nachgedacht, bis sich dann die Vorstellung entwickelte, er, der Tote, sei zu den Toten abgestiegen, um ihnen in diesen drei Tagen das Heil zu verkünden (1. Petr. 3,19 f.; 4,6). Dies mag nicht das wichtigste Lehrstück meines Glaubens sein, aber in diesem Zusammenhang ist es wichtig. Es sagt mir etwas über das Schicksal des Menschen aus, der ich im Tode einmal sein werde.

Das Sterben, wie es uns meist gelehrt wurde, das Sterben in Angst und Schrecken, das Sterben der qualvollen Auseinandersetzung mit meiner Vergangenheit, der qualvollen Auseinandertrennung von Leib und Seele, das Sterben als Strafe und Gericht fügt sich besser in die moderne Lehre vom radikalen Abbruch ein. Was uns die Sterbeerlebnisse jedoch ahnen ließen, daß nämlich Sterben den Menschen heraustreten, aber nicht zerbrechen läßt, ihn weitet und sublimiert, ihn aus dem Zwang der Tunnelwege befreit, dieses Sterben bringt uns dem Glauben an Verwandlung, Erhöhung, Wanderung des Geistes und neues Leben näher. Wenn der Apostel, wie wir eben hörten, davon spricht, daß wir in der Auferstehung ein »geistlicher Leib« sein werden, so drückt er in diesem Paradox die Schwierigkeit aus, von unserer neuen Existenz zu sprechen. Zwar wird unser Geist an einen Leib gebunden sein wie in unserem irdischen Leben. Aber dieser neue Leib wird doch nicht verstanden werden können als Gleichung des unsrigen mit Haut und Sehnen und Nerven, geschweige denn, daß es der gleiche wäre, den wir zerbrochen und verfallend ins Friedhofgrab eingemauert haben.

Unsere Berichte teilen diese Schwierigkeit. Mehrfach sprechen sie davon, daß dieses Ich, das da im Sterbeerlebnis durchhält, auch wenn das Gehirn im zurückgelassenen Körper in Nacht versinkt, auf eine neue Dimension zugeht oder diese gar erreicht. Die Erzähler haben davon nur stammeln können. Solange wir uns anderen Lebenden mitteilen, sind wir in der dritten Dimension und sprechen in ihren Bildern. Deswegen wäre es aber doch töricht, an der Möglichkeit weiterer Dimensionen, Zustände und Existenzbedingungen zu zweifeln.

In jede höhere Dimension ist aber die niedrigere integriert. Die Fläche nimmt die Linie, der Raum die Fläche auf. Die Mathematik ahnt allenfalls, wie die Raumzeitlichkeit überboten wird. Die niedrigere ist der höheren Dimension kommensurabel, nicht aber umgekehrt. Darum sehen und hören und greifen wir hier die geistige Welt nicht, in die wir nach dem Tode eindringen, die aber in unserer Welt unsichtbar gegenwärtig ist. Denn es gibt nur eine einzige Welt, die *eine* Welt Gottes.

Eine Theologie, die nicht auf Spaltung, sondern auf Einheit aus ist, wird hier keine Schwierigkeiten haben. Wir erfassen niemals das Ganze der einen Welt Gottes. Unser Bewußtsein grenzt nur den Teil aus, den unserer Wirklichkeit, es verendlicht einen Sektor der unbegrenzten Welt Gottes, verzeitlicht nur eine Zeit aus seiner Ewigkeit. Mit dem Tode werden wir aus unseren Grenzen wieder ausgegrenzt. Aber aus

Gott, der das Ganze ist, können wir uns nicht herauslösen. Er umhüllt uns in jeder Form, die unser Geist erreicht und bei Christus ist.

Und er wird den Menschen, der durch den Tod hindurchgeschritten ist, in jener anderen Dimension seiner Wirksamkeit nach dem Wort des Apostels inniger umhüllen. »In einer Atmosphäre reiner Liebe wird Gott ›alles in allen‹ (1. Kor. 12,6) sein«, hat Teilhard de Chardin immer wieder betont. Dies ist nicht Pantheismus. Für den Pantheismus fällt Gott und die Welt in eins zusammen. Der Christ hingegen glaubt, daß die Welt durch Gott aus dem Nichts geschaffen ist. Und zwar durch sein Wort. Das bedeutet: sie wurde zur Freiheit und zur Verantwortung entlassen. Durch den Tod kehren wir daher nicht in den großen Strom der Dinge zurück, wie die pantheistische Seligkeit verheißt. »Wir werden vielmehr von der göttlichen Macht wieder aufgenommen, erfaßt, beherrscht – die in den Kräften innerer Auflösung eingeschlossen ist, die vor allem gegenwärtig ist in der unwiderstehlichen Sehnsucht, die unsere getrennte Seele auf die jenseitigen Wege ihrer Bestimmung fortreißt, so naturnotwendig wie die Sonne, die über dem Wasser scheint, den Dampf zum Aufsteigen bringt. Der Tod liefert uns ganz Gott aus; er läßt uns in ihn eingehen. Umgekehrt müssen wir uns dem Tod in großer Liebe und Hingabe ausliefern.«[117]

Von diesen Kräften innerer Auflösung, die in der Sehnsucht neuer Vereinigung gegenwärtig ist, haben wir in den Berichten der Sterbenden gelesen: wie das Salzkorn im großen Wasser zergeht, wurde gesagt. Der Theologe sagt es so: »Die Befreiung des Menschen vom Tode wird nicht durch eine Wanderung des Körpers durch den Raum stattfinden. Der Geist muß ohne Bedauern die Überbleibsel des Lebens dem Raume überlassen und muß ihn zurücklassen, um, wenn er reif geworden ist, nicht einen anderen sichtbaren Stern aufzusuchen, sondern die höhere grenzenlose Einheit des Universums, den einzigen Kern, der den ganzen Geist umfängt und doch nicht einsperrt.«[118]

Die Geistwelt und die Geister

Aber können wir über das, was »danach kommt«, nicht gleichfalls Zeugen-Berichte beibringen? Hier steht die Tür zum Okkultismus weit offen. Kein Geringerer als Arthur Schopenhauer hat die Möglichkeit, daß Verstorbene sich uns mitteilen, rundheraus bejaht und als ihren »animalischen Magnetismus« definiert. Es müsse, meinte er, dem Menschen möglich sein, direkt mit seinem Gehirn Gestalten anschaulich dargestellt zu erkennen, die außerhalb von Raum und Zeit sind. Denn Raum und Zeit sind in der idealistischen Weltsicht, die er vertrat, ja nur die Formen der Anschauung, unter denen sich unseren Sinnesorganen die Welt zeigt[119].

Joë Snell, eine englische Krankenschwester, hat in ihrer Schrift »Der Dienst der Engel diesseits und jenseits, gewidmet denen, die ihre Toten beklagen«[120] ihre Lebensgeschichte als eine einzige Kette von Erscheinungen Verstorbener, von Besuchen heller und schwarzer Engel am Krankenbett erzählt. Von ihrem zwölften Lebensjahr an war diese Frau im leibhaften Umgang mit den Jenseits-Gestalten ihres Glaubens. Als Pflegerin wachte sie an vielen Sterbebetten und entdeckte an sich die Gabe, das Sterben und den Austritt des Sterbenden zu erkennen. »Heil-Engel« erschienen ihr, die sie in der Pflege unterstützten; den Tod ihr nahestehender Menschen vermochte sie visionär vorauszuerleben und nicht anders die Heilung von Patienten, die die Ärzte aufgegeben hatten. Sie erlebte nach ihrem Bericht oft, daß sie als »Geist« in einer strahlenden Gestalt die Erde verließ, um die Herrlichkeiten der »anderen Welt« zu schauen. Diese beschrieb sie sehr konkret und drastisch als einen idyllischen Himmelsgarten. Der Leser fühlt sich bei der Lektüre an Emanuel Swedenborgs (1688–1772) Visionen, etwa die »Denkwürdigkeiten aus der geistigen Welt« und seine »Göttlichen Offenbarungen« erinnert. Der Vergleich mit diesem Schweden, den die Zeitgenossen den »Kolumbus der Naturwissenschaften« nannten, zeigt uns an, wie fließend der Übergang vom ekstatisch visionären zum okkulten Sehertum ist.

Zeugnisse gibt es aus beiden Bereichen: es würde nicht schwerfallen, den Berichten der Sterbenden nun eine ebenso lange Reihe von Berichten der Gestorbenen nachfolgen zu lassen. Aber das Ziel unserer Arbeit liegt nicht in dieser Richtung. Wir wollen falsche Vorstellungen über das Sterben beseitigen helfen, nicht das Jenseits beschreiben. Das Sterben des Menschen gehört noch in diese seine sinnlich erfaßbare Welt hinein; die sogenannte übersinnliche Welt, in die medial begabte Menschen Einblick haben, ist ein Thema für sich, das hier nur gestreift werden kann. Einige wenige Hinweise zur Orientierung des Lesers müssen genügen.

Die in dieser Schrift behandelten Sterbeerlebnisse stammen von denen, die sie gehabt haben. Wie immer wir sie beurteilen, so bleiben sie doch authentische Zeugnisse dieser Menschen. Sie haben Sterben als einen Vorgang in ihrer eigenen Seele erlebt. Der Spiritismus stützt sich auf Zeugnisse anderer Art. Er glaubt an ein Fortleben des Menschen nach dem Tode und hält einen Austausch zwischen der Welt der Lebenden und der Welt der Toten für möglich. Unsere Atmosphäre, behauptet er, sei erfüllt von den »geistigen« Ausstrahlungen der Verstorbenen, und jeder Mensch habe ein Organ, sie zu empfangen. Wie ein Funkgerät muß er nur auf die Welle eingestellt werden, auf der die Verstorbenen senden. Diese Welle sei das Unbewußte.

Und nun versucht der Spiritismus in seiner Praxis der Totenbeschwörung, die so alt ist wie die Menschheit selbst und heute trotz aller Arbeit der Aufklärung wieder zur großen Mode wird, seine Medien auf diese »richtige Welle« einzustellen. Sie müssen die Fähigkeiten haben oder entwickeln, ihr Tagbewußtsein auszuschalten, Leib und Seele gleichsam auseinanderzutrennen, um ihr Unbewußtes zum Sprachrohr für die Toten zu machen. Entwickelt sich im Sterben, wie wir sahen, ein gesteigertes Ich-Bewußtsein, eine Art Überbewußtsein, in dem der Mensch Klarheit über sich selbst gewinnt, so muß das Ich des spiritistischen Mediums ausgelöscht werden, damit ein Verstorbener Besitz von diesem Bewußtsein ergreifen und durch den Mund dieses Menschen sprechen kann.

So fragwürdig und gefährlich diese Methode ist, so laut von

allen, die es mit dem Menschen gut meinen, seit alters vor ihr gewarnt wird, so kann doch angesichts der erdrückenden Menge von Zeugnissen aus allen Zeiten ernsthaft nicht bestritten werden, daß es eine Besessenheit des Menschen durch einen anderen Geist, durch Geister, Dämonen, Engel und Tote geben kann. Das Evangelium selbst bringt viele Beispiele. Wir müssen uns nur klar darüber sein, daß es sich bei alledem um psychische Erlebnisse handelt. Wir haben in dem, was das Medium mitteilt, nur den seelischen Widerschein einer anderen Welt vor Augen, die in unserer Welt verborgen wäre. Um Mitteilung zu werden, muß sie sich unserer Sprachmittel bedienen.

Wir alle möchten gern bestätigt haben, daß es diese andere Welt gibt. Aber die Frage ist schon falsch gestellt. Denn ein »geben« im Sinne von vorhanden sein, sich vorfinden, ist ja nur denkbar im Raum unserer »diesseitigen« dreidimensionalen Umgebung. Niemand kann aus parapsychologischen Daten ein »Jenseits« beweisen[121], und wenn Verstorbene durch das Medium sprechen, so haben wir doch nur die Sprache des Mediums vor uns, die dieser unserer raumzeitlichen Welt angehört. Mit Recht wird von Parapsychologie gesprochen: Es handelt sich bei allen, auch den scheinbar unbegreiflichsten Erscheinungen des Spiritismus, nach der Bedeutung dieses Wortes um die Seele, die neben sich selbst tritt.

So mag der Schritt vom Wissen zum Glauben ein wenig weiter hinausverlegt werden, erspart wird er dem Menschen nicht. Und es muß hinzugefügt werden, daß uns die spiritistischen Totenbeschwörungen noch kein ernstzunehmendes Wissen erbracht haben. Über die Lippen der Medien kamen als ihr Wort meist nur höchst triviale Äußerungen, so daß man zu dem Schluß kommen könnte, es seien spiritistisch nur Verstorbene zu zitieren, die besonders eng am Irdischen haften und sich von ihren kleinlichen Wünschen noch nicht lösen können. Dem entspricht, daß die meisten Berichte von Totenerscheinungen jüngst Verstorbene betreffen, gleichsam noch im psychischen Umkreis der Seele Lebende, die sie wahrnimmt.

Der Unterschied zwischen der Schlüsselloch-Metaphysik der

Spiritisten und den Jenseits-Visionen der Swedenborg, Joë Snell, der ekstatischen Frauen des Mittelalters Elisabeth von Schönau, Birgitta von Schweden, Gertrud von Helfta, Marina von Escobar, oder wen immer wir aus dem großen Chor nennen wollen, liegt genau an dem Punkt, wo wir schon den Unterschied zwischen den Erlebnissen der Sterbenden und der Drogensüchtigen entdeckten: dort das Bewußtsein, das gleichsam klein wird und sein Unbewußtsein, seine Leere anstrebt, hier bei den Sterbenden und den Visionären das Bewußtsein, das über sich hinaus in das hinein gelangt, was wir Überbewußtsein nannten.

Der Spiritismus befragt durch das hypnotisierte Medium sodann immer nur einzelne Verstorbene, läßt bestimmte Tote zitieren, um aus ihnen etwas herauszufragen. Dies ist das Verfahren, das den König Saul seinen Königsthron kostete. Er wollte in seiner Angst vor den Philistern durch die Hexe von Endor mit dem toten Priesterpropheten Samuel sprechen (1. Sam. 28). Solchen neugierigen Umgang mit den Toten durch das Orakel, seit alters üblich bei den Völkern, verbietet die Bibel rigoros. Hier sucht der Mensch von unten her Offenbarung, auf Umwegen, während sie ihm doch in Gottes Wort schon längst vor Augen liegt.

Das heißt jedoch nicht, daß dem Auge des Glaubens nicht auch Einblick in eine Geistwelt anderer Dimension als der unsrigen gewährt würde. Die Bibel Alten und Neuen Testaments ist voll solcher Berichte von der Entrückung der Propheten, die den Himmel, das Totenreich und die Zukunft schauten. Nur ist in diesem biblischen »Spiritismus« niemals eine einzelne Seele im Blick. Die aus dem Tode Geretteten der oberen Schar werden in ihrer Gemeinschaft geschaut. Und nicht anders hat die lange Kette der gläubigen Ekstatiker des Christentums die »Welt danach«, das »Reich dort oben« als ein Miteinander der Seelen gesehen, nicht als ihre Vereinzelung und ihr einsames Umherirren. Die untere Kirche schaut die obere und lebt in Korrespondenz mit ihr.

Es ist dies in allen großen Religionen so: Der religiöse Spiritualist, der Mensch der Geistschau, erblickt Einheit der Welten und Einheit des Menschen diesseits des Todes wie jenseits des Todes, »hier unten« wie »dort oben«. Er teilt die Welt nicht dogmatisch in Diesseits und Jenseits, sondern vereint sie schauend zur einen Welt. Das »danach« ist schon, indem wir es glaubend annehmen. Der Mensch kann nicht sterben, denn sein Geist ist Teil dieser Einheit, besser: nicht Teil, sondern diese Einheit selbst. »So gewaltig ist der Mensch geschaffen«, hat Paracelsus geschrieben, »daß er mehr ist als Himmel und Erde. Der Mensch und der Himmel sind ein Ding.«[122] Zweihundert Jahre später hat Swedenborg diesen Gedanken in seiner Lehre vom »Homo maximus«, vom kosmischen Menschen, der »geistiger Stoff« oder »verstofflichter Geist« ist, wieder aufgenommen. Die gleiche Lehre vertritt unter den östlichen Religionen der Jainismus[123].

Die moderne materialistische und biologische Lebensphilosophie hält nach der herrschenden Deszendenztheorie das Höchste für das Produkt des Niederen, den Geist für das Endprodukt der Entwicklung aus der Materie. Hier liegt der Gedanke nahe, daß dieses Höchste im Tode des Niederen, von dem es getragen wird, auch wieder verschwindet. Umgekehrt ist die Vorstellung in den indischen Religionen und in dem breiten Strom der christlichen Mystik und des Spiritualismus, der seit den Tagen der Urgemeinde bis zur heutigen Anthroposophie die Kirche begleitet. Hier ist das höchste Leben das erste und der Ursprung der Geist, Urform und Urmodell und von Anbeginn der Zielgedanke aller Lebensformen. In diesem großen Gedanken vereinigen sich so verschiedenartige Denker wie Plato und Hegel, Leibniz und Fichte, Paracelsus und Goethe, Swedenborg und Jakob Böhme, Eckehart, Tauler und Joachim da Fiore, Sebastian Franck und Caspar v. Schwenckfeldt, Nikolaus von Kues und Teilhard de Chardin, in ihm treffen sich Vedanta, das frühe Mönchstum und die Romantik. Und hier gibt es keine Schwierigkeiten mit dem Leben »danach«. Denn der Geist, der Anfang und Ziel ist und die Materie nach seinem Bilde baut, kann nicht sterblich gedacht werden. Wer Teil von ihm ist, kann nicht untergehen. In diesem großen Hause der Spiritualisten, der Geistverehrer, für die der Tod nach den Worten Swedenborgs »bloß eine Fortsetzung des Lebens und bloß ein Übergang ist«[124], haben unsere heutigen Spiritisten nur ein armseliges kleines Zimmer abgemietet. Sie ereifern sich um Toten-Erscheinungen, die für die anderen selbstverständlich sind.

Ihnen, den Spiritisten, den Kleingläubigen unter den Geistanhängern, die mehr an die Geisterwelt als an die Geistwelt glauben, hat Jesus einmal die volkstümliche Geschichte vom reichen Mann und armen Lazarus erzählt, der nach seinem Tode alsbald von den Engeln in Abrahams Schoß getragen wurde, während der Reiche zu den Toten kam, die Feuerspein leiden. Von ferne konnte der Reiche den Lazarus sehen und wie gut es ihm ging. Da rief er zum Vater Abraham, er möchte doch Lazarus senden, damit er ihn kühlen könne. Als ihm das abgeschlagen wurde, bat er, Lazarus möchte doch wenigstens zu seinen fünf Brüdern geschickt werden, um sie zu warnen davor, daß sie auch in die Hölle kommen könnten. Aber Abraham, der Hausvater im Paradies nach dieser jüdischen Legende, erwidert: »Sie haben Mose und die Propheten. Laß sie die hören. Hören sie Mose und die Propheten nicht, so werden sie auch nicht glauben, wenn jemand von den Toten auferstünde« (Luk. 16).

Was daraus folgt

Folgen für den Arzt und den Seelsorger

Wer sich mit den Sterbeerlebnissen auseinandersetzt, wird nicht nur seine Erkenntnisse, sondern auch seinen Umgang mit dem Sterben und den Sterbenden prüfen wollen. Die Kritik an der Praxis der Gesellschaft, die zu Beginn dieser Schrift erhoben wurde, fühlt sich bestätigt. Wenn Sterben das schönste Erlebnis ist, das dem Menschen zuteil wird, so sollten wir ihm einen anderen Platz in unserem Leben einräumen. Zunächst gilt das für den Raum, wo heute vor allem gestorben wird, das Krankenhaus.

Die große Sache des Sterbens schieben wir ab. Der angeblich verfallende Mensch wird sich selbst überlassen. Unsere Berichterstatter hingegen äußern immer wieder, daß sie nun, zurückgekehrt, von diesem Erlebnis zehren und es immer wieder bedenken müssen. Wie wäre es, wenn Sterben und Tod auch von denen viel mehr bedacht würden, die es in unserer Gesellschaft meistens verhängen oder geschehen lassen oder wütend und resigniert hinnehmen als das Scheitern ihrer Kunst? Der Arzt-Mechaniker ist das Produkt dieser Gesellschaft. Sie bringt ihrer Jugend vielerlei bei, aber vom Sterben und vom

Tod wird an Schulen und Universitäten niemals gesprochen. Es gibt für dieses wichtige Fach keine Volkshochschulkurse. Auch die neue Welle der Innerlichkeit hat dies nicht geschafft. Unsere Medizinstudenten lernen mit Recht die Familien der Spaltpilze unterscheiden und sauber die Tabaksbeutelnaht über die Wunde ziehen, aber vom Sterben hören sie nichts im Kolleg. Hier bricht auch der Chefarzt ab. Er kann und wird seinen Schülern als Arzt weder sagen können noch sagen wollen, wie sie mit dem Sterbenden in seinem Haus anders als medikamentös und pflegerisch umgehen.

Die Last mit den Sterbenden und Toten haben vor allem die Schwestern und Pfleger. Aber ihnen ist in der wichtigsten Frage des Kranken, der Frage nach der Wahrheit über ihn, der Mund verbunden. Aus den langen Diskussionen über die Wahrheit am Krankenbett ging vor allem das Verbot hervor, daß sie nicht diesen »niederen« Chargen überantwortet werden darf. Die Schwester hat es dem Arzt zu überlassen, ob und wann er »es« sagen will. Wenn unsere Gesellschaft besser wüßte, daß Sterben kein Grund zum Schrecken ist und keine Schmerzen bereitet, sondern nur Tore öffnet, müßte sie wohl auch ganz anders der Wahrheitsverpflichtung nachkommen. Und das nicht erst im Krankenhaus. Um eines solchen Sterbens willen kann ich es auch beizeiten erfahren, daß ich Krebs habe. Ich muß mich nicht schämen, daß ich eher sterben werde als andere, ich habe vielmehr Grund zur Freude. Je eher ich »es« weiß, um so mehr Zeit habe ich, über diese Freude nachzudenken und mein Leben darauf einzurichten. Um so eher kann die Arbeit an »meinem« Sterben beginnen, über die wir im letzten Abschnitt noch sprechen wollen.

Alle, die es mit Sterbenden zu tun haben, sollten zunächst eine einfache Regel annehmen, die erfahrene Ärzte schon immer kannten und die von den Sterbeerlebnissen bestätigt wird: »Der Sterbende ist viel länger ›bei Bewußtsein‹, als man glaubt: man muß immer gewärtig sein, daß er hört und versteht.«[125] Wir sahen schon, der Sterbende mag nicht zu hören scheinen und vielleicht auch wirklich nicht hören, da er ja nicht antwortet. Er mag nicht einmal mehr mit den Augen ein Zeichen geben, da er schon die Hände nicht mehr rühren kann. Dennoch ist er nicht schon unser »Gegenstand« geworden. Sein Bewußtsein hat vielmehr, wenn wir den Sterbeberichten Glauben schenken, eine neue Dimension erreicht, aber es bleibt trotzdem noch lange aufmerksam auf die hiesige. Er nimmt seine Umgebung wahr, während wir nur noch Falsches an ihm wahrnehmen. Es ist vor allem der Tastsinn, der bis zum Schluß erhalten bleibt. Immer wieder erzählten Zurückgekehrte, wie deutlich sie Berührung und Händedruck im Sterben empfunden haben. Vor allem, allein die Hände seiner Freunde waren es, die Eckart Wiesenhütter als erstes »erlebte«, als er zurückkehrte. Der Arzt könnte sich am Sterbebett wieder seiner Hände erinnern, mit denen er ja medizinische Be-Handlung ausführen sollte und früher ausgeführt hat. Der Seelsorger, die Schwester dürfen mit behutsam berührenden Händen sprechen lernen. Sie können gewiß sein, daß der Sterbende sie versteht.

Aber nun haben uns die Berichte wahrscheinlich gemacht, daß unser Wort vom »Trost am Sterbebett« in den meisten Fällen falsch gewählt ist. In der letzten Phase ist der Sterbende unserem Trost entnommen. Unser Zuspruch kann ihn nicht zurückhalten. Und die Voraussetzung, unter der wir ihn meist spenden, ist falsch. Der arme Kerl dort auf dem Bett braucht nicht unser Bedauern. Im Gegenteil, er ist einer Freude näher, auf die wir vielleicht noch lange schmerzlich warten müssen. Es dürfte an uns sein, mit dem Sterbenden ein Stückweit mitgehen zu dürfen. Nicht wir haben ihn zu führen: er führt uns.

Es ist nötig und möglich, daß wir eine Kehrtwendung vollziehen. Wir führen uns immer, wenn wir mit einem Sterbenden zusammen sind, vor Augen, was er empfinden müßte. Wir ordnen ihn, sein Sterben von außen sehend, in unsere psychische Welt ein, die eine Welt der Lebensgier und der Besitzwut, ein Apparat des Habens und nicht die Weise des Seins ist. Er ist aber dieser Welt entnommen oder doch auf dem Wege, ihr entnommen zu werden, und es käme nun alles darauf an, daß wir bei ihm zu sein suchen, indem wir erkennen, wie es mit ihm in Wirklichkeit steht, was er sich selbst sagt. Das können wir immerhin ahnen nach der Lektüre unserer Berichte.

Noch ist im Sterben beides durchdrungen. Noch ist die Wahrnehmung für die Umgebung nicht völlig erloschen, und schon ist das Ich hinausgetreten vor die größere Schau des Lebens, durch den »Tunnel« in das Licht. Der Sinn für die Umgebung ist sogar ungeheuer geschärft, da der Körper keine Gegenwehr mehr leistet. In dieser Phase meint der Kranke einen Güterzug über sich hinwegstampfen zu hören, weil es die Oberin nicht verstanden hat, ihren Lernschwestern die Holzpantinen auszureden, oder weil wieder einmal die Tür so laut ins Schloß fiel.

»Wir legen dem Sterbenden unsere eigenen Reaktionen und unsere Vorstellungen von einem normalen Menschen bei, wir stellen das innere Gleichgewicht eines normalen Menschen auf eine Linie mit dem gestörten Gleichgewicht des Sterbenden und schließen nun, daß die Wahrnehmungsfähigkeit des Sterbenden bereits von der Hand des Sensenmannes gepackt sei und unter diesem arhythmischen Zustand leide. Auf diese Weise analysieren wir mit unserer Intelligenz einen Zustand, der jenseits unserer Vernunft und unserer Logik liegt, analysieren den Sterbenden mit unserem Gehirn. Abermals sehen wir, wie der menschliche Geist, im Käfig seiner sinnlichen Wahrnehmungen gefangen, unfähig ist, gegen den Augenschein zu denken.«[126]

Schon nach diesen wenigen Andeutungen wird uns klar, daß wir in der Praxis unseres Umganges mit Sterbenden viel zu ändern haben, wenn davon die Rede sein soll, daß wir ihnen »beistehen«. Wir stehen bei ihnen, aber ganz hilflos. Das Krankenhaus muß eine ganz andere Achtung vor den Sterbenden lernen. Die zarten Handlungen, mit denen wir sie umgeben, sollten von einem viel besseren Verstehen des Sterbevorgangs begründet sein. Wir brauchen an allen Orten Seminare für den Umgang mit Sterbenden. Sie sollten hier weniger als sonst in der Medizin nicht sofort die Technik anbieten, sondern zunächst die psychischen Hintergründe des Sterbens aufzuhellen suchen, durch die uns ein tieferes Menschenverständnis ermöglicht wird. Erst von der Kenntnis dieser Hintergründe her werden wir Zugang zu einer neuen Technik des Umgangs mit Sterbenden erlangen.

So gut wie alles, was wir in dieser Schrift über das Sterben hörten, mahnt die Medizin unserer Tage, ihre Grenzen zu erkennen. Der Mensch ist nicht eine Maschine, deren schlecht arbeitende Teile der Arzt zu reparieren hätte, sondern eine Sinneinheit zwischen Leben und Tod. Sterben ist kein Verhängnis. Darum müssen die Ärzte demütiger werden und ihre Feindschaft gegen das biologische Sterben aufgeben. Der Patient ist nicht Objekt, sondern Person vor Gott. Sein Tod ist viel mehr als ein biologisches Faktum. Paracelsus, selber ein großer Arzt, hat den Satz gesprochen: »Der Patient ist der Arzt und der Arzt sein Gehilfe.« War er ein großer Arzt, weil er so dachte?

Wir sind in dieser Schrift auf die Möglichkeiten innerer Erfahrungen im Sterben eingegangen. Eine Medizin, die sie achtet, wird sich völlig anders zur »Terminalphase« stellen müssen, als dies heute in unseren Mammutspitalanstalten der Fall ist. Sie wird den Ärzten das autoritative Gehabe und den Gruppendünkel ausreden, der sie nicht nur von den Pflegern, sondern auch von den Patienten isoliert. Sie wird sie endlich anhalten, sich mit dem Patienten in die Aufklärung seiner Krankheit zu teilen, und ihm so die Mit- und Selbsthilfe ermöglichen. Sie wird sich nicht länger gegen das Sterben abschirmen, sondern zusammen mit dem Patienten, für ihn, aber auch für den Arzt, an die Aufgabe gehen, das Sterben miteinander einzuüben[127].

Hier ist alles zu unterstreichen, was die Amerikanerin Elisabeth Kübler-Ross in ihrem Buch »On Death and Dying«, dessen deutscher Titel »Interviews mit Sterbenden« lautet[128], über den Umgang mit Menschen geschrieben hat, die *vor* dem Sterben stehen. Für die Sterbephase selbst, die der Gegenstand der vorliegenden Schrift ist, gilt darüber hinaus vor allem dies: Angesichts des Sterbens sind Arzt, Psychotherapeut, Pfleger und Pfarrer zwar am Ende mit ihrer herkömmlichen Praxis und auch ihrer supermodernsten Dialog-Seelsorge, aber nicht am Ende überhaupt, nicht mit allen Möglichkeiten der Hilfe. Alle Forderungen, die ich nannte, gehen den Seelsorger im Arzt und Pfleger und den beamteten Seelsorger an. Ohnehin ist der Leib ja nicht zu pflegen und zu heilen, wenn wir ihn für unbeseelt halten. Das tun die meisten unserer Fachärzte leider immer noch und müssen es wohl tun, um rechtzeitig dem nächsten Kunden klingeln zu können. Die Medizin scheint dabei zu florieren. Es ist aber dennoch ihr Verhängnis.

Der Seelsorger allerdings, der seinerseits nur die Seele und nicht den Leib sieht, als wäre der Mensch nicht diesseits der Schwelle nur als Einheit zu sehen, ist nicht weniger hilflos vor dem Sterbenden. Im Studium lernt der künftige Pfarrer gewisse Praktiken kennen, die die Kirche an Sterbenden leistet. Sie sind ehrwürdiger liturgischer Natur. Wie der Seelsorger aber den Sterbenden behandelt, der für die Botschaft von der Vergebung der Sünden nicht mehr ansprechbar ist, wird dem Studenten nicht gesagt. Später wird er, eher als er denkt, am Bett von Sterbenden stehen. Sein Glaube ist herausgefordert, wenn der Arzt ihm sagt: »Übernehmen Sie den Fall! Meine Kunst ist am Ende. Aber der Patient weiß natürlich nichts davon.«[129]

Vielleicht ist nun auch der Pfarrer bald am Ende mit seiner Kunst. Dann setzt er meist, verlegen und erschreckt, eine liturgische Maske auf. Dies wird der Fall sein, wenn er zwar seine Dogmatik kennt und gelernt hat, daß der Tod der Sünde Sold und ein Feind des Menschen sei, wenn er aber nicht weiß, was beim Sterben im Sterbenden vor sich geht und wie er ihm leibseelisch nahebleiben kann, auch wenn er nichts mehr zu verstehen scheint. Dann hat er nur die einschlägigen Bibeltexte und Gesangbuchverse zur Hand. Es ist nach vielen Erfahrungen gewiß nicht unnütz, dem Sterbenden in sein Unterbewußtsein Texte zu rufen, die ihm in früheren Grenzsituationen Hilfe gebracht haben, oder auch nur Texte, die ihm überhaupt etwas bedeuten und ihm die verschüttete Glaubenswelt wieder wecken. Mit Recht ist oft bedauert worden, daß dem Menschen unserer Tage in seiner schnell wachsenden Glaubens- und Kirchenentfremdung immer weniger solcher Texte geläufig sind, mit denen unsere Väter nicht nur leben, sondern auch sterben konnten. Was kann er sich sagen, was im »letzten Stündlein«, da es nichts mehr zu sagen gibt, Bestand hat? Die Sinnfrage des Lebens bleibt für jeden, der nicht den gesegneten Tod des begnadeten Abraham stirbt, in dieser letzten Stunde bedrängend offen. Nur eine Gewißheit kann Trost spenden, die auch im Scheitern des Daseins noch gilt. Nicht viele Zeitgenossen sind auf solche Gewißheit ansprechbar.

»Wenn sonst nichts mehr hilft«, wenn es zur verbalen Seelsorge, gar zur heute modernen dialogischen Seelsorge zu spät ist, versucht der Seelsorger mit dem Sterbenden zu beten. Wenn auch dies nicht mehr möglich ist, betet er für ihn und über ihm, wie es in der Urgemeinde der Brauch war. Aber auch das kann ja nur einen Sinn haben, wenn der Sterbende noch in dieser Glaubenswelt zu Hause ist. Er müßte einer sein, der die Stimme von der anderen Seite kommen hört. Mechanisch wirkende Gebete gibt es im Christentum nicht. Mit den meisten Worten, die wir am Sterbebett sagen, gestehen wir unsere Hilflosigkeit ein.

Ich meine aber, daß dieses Eingeständnis geleistet werden soll. Die Sterbeberichte könnten uns darüber belehren, daß es gar nicht so sehr, wie wir immer meinten, darauf ankommt, daß wir etwas für den Sterbenden tun. Wir müssen vielmehr das Schweigen aushalten und in dem bei ihm zu bleiben versuchen durch unsere begleitende Anwesenheit, was er jetzt, für uns bewußtlos, in seinem Bewußtsein erlebt als das Zugehen auf den Punkt, wo der Mensch ganz wahr wird.

Die Seelsorge am Kranken- und Sterbebett muß es mit dieser Dimension der Wahrheit im Ernstfall zu tun bekommen. Wem dieser Seelsorgeauftrag zufällt, wird von der Situation des Hauses, vor allem der Disposition und dem Wunsch des Patienten abhängen. Es kann der Arzt, die Schwester, der Angehörige oder der Pfarrer sein. Dieser mag die berufliche Qualifikation haben, aber er hat nicht das Privileg. Er wird in der letzten Stunde nicht als Schamane auftreten wollen, der zum guten Schluß durch einen Zauber alles Verfehlte wieder in Ordnung bringt. Wer immer aber auch am Bett sitzt, muß die

Aufgabe übernehmen, jene falsche Hypothek des Sterbens, die Angst, fortnehmen zu helfen. Sie könnte gerade dann aufbrechen, wenn die Wahrheit über das irdische Ende ans Licht treten mußte.

Das bedeutet unter anderem, daß der Seelsorger sich nicht an den modernen Unternehmungen beteiligen wird, die wir eingangs beschrieben haben. Er wird ausdrücklich dem Tode sein Tabu nehmen: Er wird sich ebensowenig an seiner Verdrängung beteiligen wie ihn verharmlosen. Er wird ebensowenig die Schreckensbilder des Todes nachzeichnen wie ihm seine Würde rauben. Er wird mit der Gewißheit und Heiterkeit, die der Glaube schenkt, bei dem Sterbenden sein und doch nicht pausbäckige, klerikale Sicherheit vermitteln wollen, die keine Fragen mehr kennt. Denn er weiß ja nicht mehr als der Sterbende, er hat bestenfalls die Erfahrungen, die der Sterbende jetzt macht, im Rücken, weil er von so vielen anderen weiß, die im Glauben gestorben sind. Darum sind Demut und Geduld seine besten Tugenden. Es liegt auf der Hand, daß sie nicht in der Routine des Krankenhauses im Achtstunden-Tag geleistet werden können. Schon von daher hat das Institut des hauptberuflichen Krankenhauspfarrers, der von früh bis spät nur Trost spenden soll, seine Schwierigkeit.

Es wäre vielmehr zu wünschen, daß diese Aufgabe auf viele Schultern gelegt werden kann. Dies wird aber nur möglich sein, wenn sich in breiten Kreisen neues Wissen über die wahre Natur des Sterbens verbreitet, wenn das ganze Personal unserer Häuser eingeweiht ist und Sterbewissen in die Familien einkehrt. Noch sondern sich die meisten von uns von den Sterbenden ab, weil sie den Tod als ihren persönlichen anonymen Feind scheuen und in ihm Strafe, Zorn Gottes und Einsamkeit sehen. Wir haben dazu gesagt, was zu sagen ist. Diese Argumente mögen das Vorfeld beherrschen, unsere Sterbeberichte haben aber für die letzte Phase des Sterbens gezeigt, daß hier eine andere, hellere Stimmung vorherrscht, die ich für die Wirklichkeit des Sterbens halte. Wo sie angenommen wird, kann der Mensch leichter bei seinem sterbenden Mitmenschen ausharren. Einer, der nicht, wie wir immer meinten, der unaufhaltsamen Dunkelheit, sondern dem Licht entgegengeht, wird nicht mehr Gegenstand unseres Mitleides sein, sondern vielleicht sogar von uns beneidet werden können. Wir werden dann anders für ihn handeln und anders als zuvor bei ihm sein.

Wir sprechen in dieser Schrift nur von der allerletzten Stunde des Sterbens. Jetzt hat der Seelsorger mit dem Sterbenden die sogenannte Wahrheit am Krankenbett schon hinter sich. Der Sterbende ist in der Wahrheit seines Sterbens angelangt. Ihm kann nichts mehr vorgemacht werden. Wann dem unheilbar Kranken die Wahrheit gesagt werden, wie lange ihm um der letzten verzweifelten Hoffnung seines Durchkommens willen die gnädige Lüge zugemutet werden soll, muß hier im einzelnen nicht erörtert werden. Wir sehen aber, daß sich auch diese Frage ganz neu stellt, wenn Sterben so ist, wie wir beschrieben haben. Seelsorge, scheint mir, ist nicht möglich ohne Zumutung von Wahrheit, auch der bitter erscheinenden, denn sie will ja in die Wahrheit führen. Wie aber kann sie das, wenn sie mit Lügen umgeht?

So ergeben sich für Arzt und Seelsorger viele neue Aufgaben. In den letzten Jahren wurden zuerst in den USA, später auch in Europa Ansätze zu einer Psychotherapie an Sterbenden entwickelt. Mediziner und Theologen bemühen sich in produktiver Zusammenarbeit darum, dem Menschen in seiner letzten Stunde dadurch zu helfen, daß sie ihn anleiten, den Sinn seines einmaligen Lebens anzunehmen. Sie sind damit »am sterbenden Patienten nicht interessiert, weil er stirbt oder weil er ein Patient ist«, sondern weil er den Anspruch hat, bis zuletzt als Persönlichkeit behandelt zu werden[130]. Eine Seelsorge am Menschen, weil und indem er stirbt, eine nicht in das Leben zurück, sondern auf den Tod vorausschauende Seelsorge steht also auch jetzt noch immer aus. Sie wird erst möglich, wenn wir den Mut aufbringen, als Seelsorger in den Tod hineinzuschauen, wie er wirklich ist, und den Sterbenden in das Sterben hineinzubegleiten, wie er es erlebt.

Sterbehilfe

Damit sind wir bereits in dem Thema, das heute die Öffentlichkeit so stark erregt. Ich verstehe unter Sterbehilfe alles, was eben bereits gesagt wurde: Es gibt keine bessere Hilfe für Sterbende als die einer Seelsorge, die dem Sterben nicht ausweicht, als die einer Aufklärung über das Sterben, wie es Sterbende erlebt haben, als die des Abbaus von Angst und Scheu vor den Popanzen, die wir uns aufgebaut haben, als die der Entgötterung der Todesgötter, als die der demütigen Begleitung der Sterbenden in ihr beredtes Schweigen hinein, als die der Hoffnung für mein eigenes Sterben. Den Sterbenden wird geholfen sein, wenn es in unseren Kliniken einmal anders aussieht, wenn nicht nur Kranke und Ärzte je unter sich, sondern miteinander offen über das Sterben sprechen und wenn Ärzte, Pfleger und Theologen in ihrer Ausbildung gelernt haben, daß Sterben vom Menschen als seine letzte Lebensleistung und als schönes, großes, befreiendes Erlebnis angenommen werden soll. In dieser Erkenntnis, mit dem eigenen Sterben lebend, werden sie wissen, wie sie mit dem Sterbenden umzugehen haben.

Heute wird aber unter Sterbehilfe fast ausschließlich das Problem in der Grauzone zwischen Medizin und Kriminalität verstanden, das viele jetzt vom Gesetzgeber entschieden haben wollen: Soll Leben unter allen Umständen verlängert oder darf es in bestimmten Fällen helfend verkürzt werden? Ich greife nicht in diese delikate Debatte ein, sondern will nur darauf hinweisen, welche Konsequenzen sich aus der anderen Sicht des Sterbens, die diese Schrift anbietet, auch hier ergeben. In den USA, in Japan, Dänemark, Holland, Großbritannien und der Schweiz bemühen sich starke Bürgerinitiativen um die Straffreiheit der passiven und der aktiven Sterbehilfe. Passiv ist sie, wenn der Arzt auf die Anwendung lebensverlängernder Maßnahmen und Mittel bei einem Terminalpatienten verzichtet. Aktive Sterbehilfe ist das Töten eines unheilbar kranken, von unerträglichen Schmerzen gepeinigten Patienten auf dessen ausdrückliches und ernsthaftes Verlangen. Die

Landesärztekammer von Baden-Württemberg hat in ihrer Vollversammlung vom 14. 12. 1974 zu diesem Problem den folgenden Entschluß gefaßt: »1. Jeder Mensch hat das unabdingbare Recht auf seinen natürlichen Tod. 2. Der Arzt achtet die Grenze, die seinem Handeln gesetzt ist. 3. Vom Arzt darf nicht verlangt werden, daß er das Leben eines Sterbenden dort noch verlängert, wo dies nur ein künstliches, sinnloses Hinauszögern eines unabweisbaren Endes bedeutet. 4. Unabhängig davon bleibt die Linderung von Schmerzen und Qualen fundamentale ärztliche Aufgabe.«

Im Sterbeelend unserer überfüllten Intensiv-Stationen dürfte aber die Grenze zwischen passiver und aktiver Euthanasie kaum noch auszumachen sein. Zu oft wirken schmerzstillende Narkotika auch lebensverkürzend. Und das entscheidende Problem ist auch in der Erklärung der württembergischen Ärzte umgangen. Wir wissen ja nicht, was der »natürliche Tod« ist. Darum wissen wir auch nicht, was wir sagen, wenn wir das Recht auf ihn fordern. Ich neige dazu, »natürlich« allenfalls das Sterben zu nennen, das es als ein Erlebnis ermöglicht, wie es in unseren Berichten zum Ausdruck kommt. Jedes Sterben ist aber verschieden, und das Sterbeerlebnis kann nicht erzwungen oder veranstaltet werden. Ich kann nur ahnen, daß ein Sterben dieser Art im Falle der zahllosen Menschen — Ärzte behaupten, es sei die weit überwiegende Mehrzahl —, die im Koma durch Medikamente auf den Nullpunkt ihres Bewußtseins gedämpft werden, verhindert wird. Und ich kann weder wünschen, daß man mir einmal das Sterben in dieser Weise abschneidet noch daß meinem ohnmächtigen Körper, wenn er Leben nicht mehr leisten will und mein Geist nicht zu sich kommen kann, eine letzte Frist des Vegetierens aufgezwungen wird. Am Falle von Lew Landau haben wir schon gesehen, wie schrecklich, quälend und sinnlos für das Opfer solche Triumphe der Medizintechnik sind. Ich möchte mich einmal hingeben können in die Hände, die mich erwarten.

Die Medizin kann Leben heute praktisch endlos verlängern. Aber sie weiß selten, wozu. Weniger die Euthanasie unheilbar

Kranker als eine zur Perfektion gelangte medizinische Kunst der Lebensverlängerung ist das Problem. Diese Kunst kann sich formal auf den ärztlichen Eid berufen, der sie unter Zugzwang setzt. Aber gerade helfendes, heilendes Handeln dürfte den Körper nicht vom Menschen, das vegetative Leben nicht vom seelischen trennen. Psychosomatisch belehrt, muß die Gesellschaft einen Weg finden, auf dem der Mensch aus der falschen Anbetung seines biologischen Lebens herausfindet und sein Schicksal annimmt, das auch Sterben und Tod heißt. Und wir haben an so vielen Beispielen gesehen, daß Sterben nicht schrecklich sein muß. Nur unsere Angst vor ihm ist schrecklich. Wer einmal in Mutter Theresas Sterbehäusern in Kalkutta oder auch nur in der Londoner Sterbeklinik St. Christopher war, weiß, daß im Wohlstand hier und sogar im Elend dort unser Problem raffinierter Hinauszögerung des Lebens recht abseitig und eigentlich unwürdig erscheint. Ich sehe eine andere Dimension, wenn ich auf die Sterbeerlebnisse blicke: Leben ist Gottes Geschenk an mich. Aber ich bin nicht identisch mit diesem Leben. Darum kann ich es auch lassen, wenn ich gerufen werde.

Natürlicher Tod

Die heute so forsch unter uns auftretende Aktion Sterbehilfe geht davon aus, daß der Mensch weiß, was das denn für ein Tod sei, auf den er da sein Recht anmeldet. Bei Ärzten und Laien wird dieser Tod der natürliche Tod genannt. Ihn gelte es natürlich zu sterben. Aber nach allem, was in dieser Schrift mitgeteilt wurde, müssen wir nicht nur das Wort »Sterbehilfe«, sondern auch die Zusammensetzung »natürlicher Tod« in Anführungszeichen setzen.

Wenn die moderne Aufklärung dem Zeitgenossen den »natürlichen Tod« wünscht, so möchte sie ihm damit die Gewißheit geben, daß die Sache mit dem Sterben im voraus ein für allemal zu erledigen sei. Ich lebe natürlich, das heißt in der

Wohlstandsgesellschaft vor allem, ich habe unbeschränkt alles, was ich brauche, und kann mich nach allen Richtungen frei bewegen. Ich sterbe natürlich, das würde heißen, ich sterbe, wie und wann ich es brauche. Da Krankheit leider noch immer nicht abgeschafft wurde, will ich sterben, wenn sie unerträglich wird. Das kann ich schon als junger Mensch vor dem Notar verfügen, lautet die Forderung.

Am besten und darum am natürlichsten wäre es folglich, wenn es schwere Krankheit für mich nicht gäbe. Dies wäre dann der allernatürlichste Tod, ein Tod, der sich gleichsam von selbst versteht, einer, der sich als müheloses Ende vollzieht, als der Abschluß, der sich eben aus dem Leben ergibt. Der Ausdruck »natürlicher Tod« meint dann, dieses Leben sei ausgelebt, an das Ende gekommen, das ihm zusteht. Jedermann, so geht die Forderung, stehe ein solcher Tod zu, er sei ebenso einklagbares Menschenrecht wie nach Meinung einer wachsenden Zahl von Zeitgenossen das Recht, diesen Tod, falls die Natur ihn nicht gewährt, nach eigenem Willen zum selbstgewählten Zeitpunkt herbeiführen zu lassen.

»Natürlich« aber kann in Wahrheit nur der Tod eines Wesens sein, das selbst ganz Natur ist, nur geboren, nicht gerufen, nur Kreatur, nicht Kreator, nur Gattung und Geschlecht, nicht Person vor Gottes Angesicht. Das Tier stirbt wohl, sofern es noch in dem ihm gemäßen Lebenszusammenhang lebt, einen natürlichen Tod. Es verendet, sagen wir. Die höheren Tiere haben gewiß eine Seele. Aber sie bringt es nur zum seelischen Bewußtsein, kaum zum Ich-Bewußtsein, gewiß nicht zum Wert-Bewußtsein. Diese Seele wird im Sterben nicht neben sich treten, Geschichte nicht überschauen und revidieren, das heißt: wieder ansehen können im Lebenspanorama, diese Seele wird sich nicht weiten und die Morgenfarben des All-Einen schauen können im Sterben. Der Mensch aber ist gerade dadurch als Mensch qualifiziert, daß er niemals nur Natur ist.

Wenn sein Tod natürlich genannt sein soll, so kann es sich nicht um etwas handeln, das ihm gegeben und zu eigen wäre. Der Mensch »hat« nie einen natürlichen Tod. Daß auch die Medizin dieses Wort zwar gebraucht, aber eigentlich verlegen ist in seinem Gebrauch, sahen wir schon[131]. Sie möchte gern für jedes Sterben auch den Anlaß feststellen können und kommt auch immer weiter damit. Eigentlich, so meinte sie, stirbt niemand aus Altersschwäche, sondern zuletzt an einer hinzukommenden Krankheit. Nur finden wir ihren Namen noch nicht immer heraus.

Natürlicher Tod ist also eine sympathische Sehnsucht, aber gewiß nicht das Selbstverständliche. An dieser Stelle unseres Weges, in der Kenntnis vieler so leicht anmutender Sterbeerlebnisse nach einem vielleicht schweren Leben können wir sagen, daß der natürliche Tod in den Raum des Paradieses gehört, des versöhnten Geistes, der wiedergewonnenen Kindschaft, der erlösten Welt. Er steht unter dem Bund, unter dem siebenfarbenen Bogen, den Gott über der Welt wölbte, als die Wasser der Sintflut abgelaufen waren. Werden wir im Sterben wieder Natur?

Der Glaube mag wohl annehmen, daß sich im Sterben — anders als sich Sigmund Freud die Spannungslösung des Lebenstriebes dachte — Stoff und Geist, Natur und Geschichte vereinigen, indem, wie Teilhard de Chardin es sagte, »die Moleküle unseres Seins aufgebrochen werden«. Der Tod, fuhr er fort, »ist beauftragt, diese ersehnte Aufschließung bis auf den Grund unseres Selbst durchzuführen«[132]. Der Tod als das natürliche Ende des Lebens könnte uns erst sichtbar werden, wenn wir den Tod als Macht in diesem Leben unter die Füße bekommen hätten. Das aber ist eine Sehnsucht, deren Erfüllung die Medizin versprechen, aber nicht erreichen kann. Die Welt, da kein Tod mehr ist, gehört in eine andere Dimension.

Schon im ersten Bibelbuch ist von dieser Dimension die Rede. Die Geschichte der Patriarchen Israels läuft aus mit dem Symbol des natürlichen Todes dieser paradiesischen Ordnung. Natürlicher Tod, das ist wohl gesagt vom Vater Abraham, dessen Alter hundertfünfundsiebzig Jahre war, wie die Schrift sagt: »Und er nahm ab und starb in einem ruhigen Alter, da er alt und lebenssatt war, und ward zu seinem Volk versammelt.« Natürlichen Todes mag Hiob gestorben sein, von dem es auch heißt »alt und lebenssatt«, obwohl die Bibel ihm nur hundertvierzig Jahre gibt. Aber sie beide, Abraham wie Hiob, waren Männer, die zuvor aufs Blut geprüft worden waren. Man wird nicht sagen dürfen, daß hier auf ein natürliches Leben ein ebenso natürlicher Tod gefolgt sei. Vielmehr geht es bei diesem Sterben um die Einlösung einer Verheißung.

Das alles ist in keinem Sinne, in dem wir heute das Wort Natur verstehen, gemeint. Das biblische Sterben im »schönen, guten Alter« ist das Sterben in Gott, kein einklagbares Menschenrecht. Mit diesem Sterben drückt die Bibel den Entwurf eines neuen Menschen aus. Die Regel des Sterbens, wie wir es von außen betrachten können, ist unter uns eine andere. Nur der Sterbende selbst blickt nach unseren Berichten in diese Zone bereits ein Stückweit, wie in eine Waldschneise, hinein.

Den Tod überholen

Mitten im Leben erfahren wir Sterben, hieß es am Anfang. In jeder Trennung werden wir von uns selbst getrennt und vermeinen, das Auseinanderreißen von Leib und Seele schon vorauszuerleben. Wenn wir nun sahen, daß dieses Auseinanderreißen nicht den Schmerz bringt, von dem wir immer hörten, so werden wir auch ein neues Verhältnis zu den Trennungen gewinnen können, die uns das Leben auferlegt.

Nun werden wir auf die Zeichen achten lernen, die uns sagen, daß Trennung nicht nur Verlust ist und daß der alte Kirchenliedvers »Mitten wir im Leben sind von dem Tod umfangen« nicht nur eine traurige Botschaft bringt. Der Apostel hat Lust abzuscheiden, um bei seinem Herrn zu sein (Phil. 1,23), aber er entschließt sich, zu bleiben um der Menschen willen, die ihm anvertraut wurden. Die Berichte lassen uns vermuten, daß die uns auferlegten Trennungen nicht hoffnungslos endgültig sind.

Dies war bereits die geheime Voraussetzung, die uns das Leben ermöglicht. Wir erfahren Sterben vor dem Sterben, aber wir sterben es nicht. Mit der ersten Träne, die wir am

Grabe weinen können, bezeugen wir, daß Sterben für uns noch keinen definitiven Sinn hat. Wir geben mit unserer Trauer den Toten gleichsam frei und entfernen uns von ihm, indem wir ihn neu haben. Er ist nun einer, der beklagt werden kann. In unserer ersten Trauer lag auch der Vorwurf, daß durch ihn etwas in uns gestorben sei. Diesen Vorwurf überwinden wir. Immer weniger hat der Tote seinen Standort draußen, den ihm die öffentliche Beerdigung gegeben hat, bei jenem Heer, das dort versammelt liegt. Immer mehr ist er bei uns.

Er mag vor allem mit dem bei uns sein, was er im Sterben erlebte und nun im Tode erfährt. Es steht nicht schlechter mit ihm als mit uns. Er ist uns voraus. Er wird uns eines Tages mitnehmen. Das Sterben vor dem Sterben wandelt sich zu einem positiven Wert. Sterben ist nicht nur, wie wir dachten und erfuhren, äußerste Vereinsamung. Die Entblößung besitzt nicht nur gewalttätigen Charakter. Es befreit, löst, erlöst. Die neue Stufe heißt Vereinigung durch Verwandlung.

Schon immer hatten wir in unserem Leben den Tod überholt. Wir hatten schon immer eine Ahnung davon, daß Sterben »Gewinn« ist. Für die Antike war der Gott Dionysos das Bekenntnis zu der Erfahrung, daß uns die Natur auf die einfachste Weise in den Vorhof des mystischen Schauders führt, in dem Sterben und Geborenwerden zugleich anwesend sind. Die Rebe bringt als Symbol und Gabe des Gottes beides: Lethe und Feuer, das Vergessen und die Begeisterung. In jedem Überschwang, in jeder Fülle des Lebens ist heimlich und unerkannt der Tod zugegen. Aber zugleich ist hier Leben in Gestalt neuen Lebens als Geist und Liebe. Wir sahen immer nur die eine Seite: Jedes Glühen ist auch Verlust, jeder Rausch steht in einer geheimen Verabredung mit der Sehnsucht zu sterben. Nun erkennen wir auch die Rückseite der Sache: In dem, was ich verliere, werde ich eingeholt; was mir vorausgeht, zieht mich mit voraus.

Der Beginn des Sterbens liegt schon in unserem Wissen von Sterben, sagten wir am Anfang. Denn dies macht uns ja zu Menschen, daß wir nicht verenden können. Aber nun sehen wir: Wir können auch nicht enden. Wenn Sterben diese Gestalt hat, daß ich in dem Körper nicht bleibe, der da ohnmächtig liegt, von den Ärzten aufgegeben, dann muß mein Wissen vom Sterben vor dem Sterben auch eine andere Gestalt annehmen. Zwar werden immer wieder Blätter fallen und wird Herbst unser Gleichnis sein, aber wir werden an Blüten nicht nur voraussehen können, daß auch sie abfallen werden. Mein Wissen vom Sterben wird mich nun nicht mehr beengen können, wenn Sterben keine Beengung ist. Es wird mich nicht mehr düster machen, sondern weiten und vertiefen. Ich werde nicht lebensschwach werden, sondern ein viel innigeres Glück am Leben gewinnen, weil ich zwar seine Grenze kenne, aber durch diese Grenze hindurchblicke. Wenn wir die Angst vor dem, was zuletzt kommt, überwunden haben, spricht das Leben eine neue Sprache. Wir verstehen alsdann den Dichter, der das Leben auf den Tod hin durchsichtig werden läßt:

»Wenn in der lauen Sommerabendfeier
durch goldne Luft ein Blatt herabgeschwebt,
hat dich mein Wehen angeschauert,
das traumhaft um die reifen Dinge webt;
wenn Überschwellen der Gefühle
mit warmer Flut die Seele zitternd füllte,
wenn sich im plötzlichen Durchzucken
das Ungeheure als verwandt enthüllte,
und du, hingebend dich im großen Reigen,
die Welt empfingest als dein eigen:
in jeder wahrhaft großen Stunde,
die schauern deine Erdenform gemacht,
hab ich dich angerührt im Seelengrunde
mit heiliger, geheimnisvoller Macht.«[133]

Glaubten wir früher, daß uns das Leben vergällt sei, weil uns mitten in ihm so oft das Sterben anweht, so sehen wir jetzt, daß so schon die Erkenntnisse in uns vorgebildet wurden, die uns die genauere Einsicht in den Sterbevorgang vermittelt. Wir können nur Halt gewinnen durch dieses Wissen. Wir werden nicht mehr achselzuckend vom unentrinnbaren

Schicksal sprechen. Und es wird uns nicht mehr, wie früher zuzeiten, beim Anblick des Elends der Welt und des eigenen die ungläubige Hoffnung beschleichen, es werde einmal, vielleicht bald einmal, »mit allem Schluß« sein. Die Melancholie, die den reifen Menschen so oft begleitet, wird ihn nicht mehr lähmen, sondern tragen und seine Lebensfreude aus der Oberfläche herunterholen in die Gründe seiner Existenz.

Nun kann ich Einsamkeit ertragen. Denn sie ist nicht endgültig. Und nichts spricht mich an, als sei es für immer vergänglich. Zwar hörten wir, die Sterbenden seien zu Beginn des Sterbevorgangs aus dem Körper hinausgetreten, ohne sich den zurückbleibenden Lebenden noch verständlich machen zu können. Aber ich kann doch wissen, daß es eine Zone der Gemeinsamkeit gibt, die ich eines Tages wie sie betreten werde. Und wie ich Sterben voraussterbe, als sei es heute Wirklichkeit, so erlebe ich auch diese Gemeinsamkeit voraus, so daß sie heute gegenwärtig wird. Schon dadurch ist meine Einsamkeit aufgebrochen, daß ich durch diese Erlebnisse in meinem Glauben an den Fortbestand eines unzerstörbaren Kerns in mir und meinen Mitmenschen bestärkt bin.

Wir leben alle mit den uns auferlegten Trennungen, weil wir mit ihnen leben müssen. Aber es kommt alles darauf an, *wie* wir mit ihnen leben. Trennung ist, wie ich eingangs ausführte, ein Sterben. Sie kann uns das Leben unmöglich machen. Dann fliehen wir in die Neurose. Sie kann uns feindselig und gleichgültig machen, und wir können Ausflüchte wählen, sie zu vergessen suchen in Aktivität und Vergnügungssucht oder sie durch eine stoische Philosophie überdecken[134]. In jedem Falle lassen wir uns von ihr töten. Wir können sie nur annehmen und mit ihr leben lernen, wenn wir ein neues Bild von Sterben und Tod gewinnen, die sich in ihr ausdrücken. Ich habe die Überzeugung gewonnen nach allem, was wir miteinander bedacht haben, daß sich durch unser Sterben und unseren Tod hindurch für uns alle eine Zone öffnet, die Trennungen nicht duldet. Wer das weiß, kann Einsamkeit ertragen.

Die Kunst des Sterbens

Ich werde dieses wunderbare Organ, das mir so viele Jahrzehnte mit einer Präzision gedient hat, die kein Menschenwerk erreicht, meinen Körper, fortgeben müssen. Aber dies wird nicht geschehen, ohne daß ich neue Möglichkeiten des Lebens empfange. Wohl spreche ich von Leib und Seele. Aber diese Zweiteilung ist eine in unseren Begriffen. Ich, der Mensch, bin eine Einheit. Und wenn ich auch nicht sagen kann, was es bedeutet, daß dieser mein Körper, der ja nur mein Körper ist, weil er beseelt wurde, zerfallen soll, so weiß ich doch, daß mein Tod nicht Trennung, sondern Wandlung sein wird.

Was uns die Sterbenden berichteten, ist nicht mehr, als der Glaube immer wußte. Aber sie können es bestätigen. Unsere Vermutungen wurden unterstützt. Vom Tode selbst kann niemand eine unmittelbare Erfahrung machen, hieß es auf der Mottoseite dieser Schrift. Aber wenn es in dem Torbogen, der auf den Tod hinführt, so aussieht, wie uns gezeigt wurde, so möchten wir doch von einer mittelbaren Vor-Erfahrung sprechen. Wenn Sterben so vornehmlich auf Sphärenmusik und helleres Licht zuführt, wenn Sterben den ängstlichen Menschen in die Weite führt, dann wird der Tod nicht Schweigen, Nacht und Enge sein.

Im Sterben, hat man neuerdings gesagt, werde der Mensch vor die »End-Entscheidung« für oder gegen sein Heil gestellt. Darum erlangen auch die im Geist Benachteiligten und Unmündigen in dieser Stunde ihr volles Bewußtsein. Und diese Entscheidung, heißt es, könne nur die Bilanz der vielen Teilentscheidungen sein, die wir im Leben schon fällten[135]. Dieser Glaube blickt vor allem auf die moralische Bilanz. Hier scheint mir noch immer das Vergeltungsdenken nicht überwunden, über das Jesus die Menschen hinausführt, wenn er sogar dem Mörder, der an seiner Seite am Galgen hängt, verheißt: »Heute wirst du mit mir im Paradiese sein!« (Luk. 23,43). Die ganze End-Entscheidung dieses Verbrechers bestand darin, daß er das Scheitern seines Lebens zugegeben hatte.

Hinaustreten, sich Loslassen, den Willen freigeben, nicht

mehr entscheiden wollen, sondern sich tragen lassen, die Vergangenheit als gut hinnehmen, sich rufen lassen in die neue Existenz, in das Licht hineingeführt werden – das dürfte Sterben als die Summe der mitgeteilten Erlebnisse sein und bringen. Gleichgültig erscheint, mit welchem Wortschatz welcher Religion wir es uns ausdeuten. Die Summe ist weniger eine Entscheidung, sondern bedeutet, daß über uns entschieden wird und daß wir dies hinnehmen.

Wenn wir den Gedanken an eine solche Sterbewirklichkeit in unser Leben hineinnehmen, so sehen wir uns gleichfalls stärker als zuvor gedrängt, die vielen Teilentscheidungen für oder wider unser Heil, die uns das Leben abnötigt, ernster zu nehmen. Aber der Hauptton einer neuen Kunst, mit einem Sterben dieser Art im Leben umzugehen, liegt doch an anderer Stelle. Besteht der Rang eines Menschen wirklich in seinen Entscheidungen? Wird er von ihnen nicht meistens fast wehrlos überrannt, und fällt er nicht ständig mit dem allerbesten Willen die falschen? Sähe nicht jede Lebensbilanz, die aus der Summe der Teilentscheidungen die letzte, radikale, die über Heil oder Unheil zieht, trostlos aus? Mir haben die Sterbeerlebnisse vielmehr dieses gesagt: Sterben bringt eine Wirklichkeit hervor, die ich sein werde, die ich aber auch schon immer war. Sie kann offenbar durch nichts zerstört werden, was ich in dieser ersten Wirklichkeit, die vor meinen Augen ist, tue, zulasse und erleide.

Und diese andere Wirklichkeit, die mir der Tod – der Christ wird sagen: die mir Gott im Tode – zeigen wird, bin ich jetzt schon und kann ich jetzt schon ergreifen. Sie ist nicht abgetrennt von meiner Tageswirklichkeit, sondern in dieser verborgen, ganz so, wie der Geistkörper nach dem Glauben der Spiritualisten, der Geistanhänger und Mystiker, im Leib-Körper des Menschen verborgen ist. Das Licht des Sterbenden ist schon bei mir. Ich kann es wahrnehmen, sobald ich meinen Willen, wie es im Sterben verlangt wird, loslasse. Wir haben uns bewußt gemacht, daß wir Sterben schon immer im Leben erfahren. Nun aber, zum Schluß, müssen wir uns auffordern, in unserem Leben nicht das Sterben gelten und mitlaufen zu lassen, das Leben verneint, sondern Sterben als die Bestätigung der anderen Wirklichkeit.

Diese Aufforderung richtet sich an uns als die einzelnen wie an uns als Gesellschaft. Unsere spät-abendländische Gesellschaft wird nicht leben können, wenn sie nicht ein ganz anderes Bild von Sterben und Tod gewinnt. Lohnt es sich eigentlich, auch nur einen Tag lang zu leben, wenn unser Leben nur darauf zielt, daß es jüngerem Leben Platz macht? Der Tod als die Notwendigkeit einer Natur, die grausam und fatal ihre Endlichkeit behaupten muß, läßt dem Menschen weder Würde noch Freiheit. Von diesem Gedanken Darwins her, der unser öffentliches Leben noch immer beherrscht, soll der Tod wissenschaftlich zu verstehen und zu rechtfertigen sein. Vielleicht ist es aber gerade umgekehrt: Der Tod ist notwendig, damit uns die Wirklichkeit, die wir sind, bewußt wird.

Lasse ich die Sterbeerlebnisse meinen Alltag begleiten, so werde ich mir diese Wirklichkeit bewußt halten, die »Ewigkeit« meiner Existenz, die Unzerstörbarkeit meiner Person in allen Anfechtungen, die Freiheit, die auf mich wartet, das Licht meiner Zukunft, die Angst, Schrecken und Mangel nicht kennt. Ich werde wieder lernen, daß ich durchgetragen werde. Ich werde eine neue Sterbekunst leisten, nun aber, da sich Sterben in dieser Weise als ganz anders herausstellte, das Negative der mittelalterlichen Sterbekunst meiden können. Ich werde nicht, wie manche Trappisten früher, mit dem leeren Sarg in der Zelle zusamenleben, weil ich weiß, daß gerade der Sarg das falsche Symbol für die Wirklichkeit ist, die ich immer bin.

Auch meine Nachbarschaft mit dem Tode wird nun enger sein, aber ich werde deswegen die Welt nicht fliehen und den Leib nicht hassen. Denn der Tod, wie ich ihn ahne, verneint nicht, sondern bestätigt. Gerade das Leben, das wir heute alle zu führen gezwungen sind, das Leben der endlosen Forderungen und Minutenpläne, der Leistungszwänge und der Wehrlosigkeit, wird durch den Gedanken daran, daß Sterbeerfahrungen dieser Art auf uns warten und daß der Tod auf diese Weise uns aufnimmt, Tiefe erlangen. Mein Bewußtsein füllt einen unendlichen Raum. Und es wird nicht untergehen. Himmel und Hölle sind hier. Den Übergang vom Hier zum Dort bezeichnet kein medizinisches Datum, und die Labormaschine kann meine Gehirnströme, aber nicht meine Existenz messen.

Dieses kleine Buch kann die Tradition dessen, was die Christen zum Thema seit alters gesagt haben, nicht bestreiten. Nur eine Korrektur wird der Leser, der mit den hier mitgeteilten oder gar eigenen Erfahrungen seinen Alltag künftig zusammenbringt, machen. Es wurde uns die Wirklichkeit immer zu starr in einzelne Daten aufgeteilt. Die Hoffnung richtete sich nach dem Katechismus auf dies und jenes, was da kommen soll. Man kann es mit alten Worten bezeichnen, meist Fremdworten. Hoffnung wurde als Hoffnungsgegenstand von außen an uns herangebracht. Aber sie sollte innen in uns als die Erfahrung der Wirklichkeit wohnen, die wir sind und zu der wir immer wieder berufen werden.

Ein Stück Wirklichkeit des Menschen ist uns entgegengetreten, das ihn unzerstörbar und unbedingt zeigt. Unsere »Krankheit zum Tode« kann geheilt werden. Sören Kierkegaard nannte so die Verzweiflung des modernen Menschen und seine Verachtung des unausdenkbaren menschlichen Vorrechtes eines eigenen unauswechselbar persönlichen Gottesverhältnisses, das heißt: seiner Existenz. Von nichts sprechen wir ja heute so viel wie von den Rechten des Individuums, und von nichts wissen wir so wenig wie von seinem wahren Rang, seiner Unbedingtheit, seiner »Ewigkeit«, seiner unzerstörbaren Wirklichkeit, die im Sterben so offenbar wird, daß wir sie leben können. Dieses Sterben zeigt mir, daß ich immer sein werde, weil ich immer bin, gegen den Augenschein meines äußeren Verfalls.

»Sterben ist mein Gewinn«, sagt der Apostel (Phil. 1,21), weil ich Leben, das heißt für ihn und uns: Christus an ihm erfahre. Mitten im Leben sterbe ich, wie wir hörten, aber Sterbensangst und Todesfurcht sind vergangen. Ich muß nicht in die Enge hinein, denn die Schreckensbilder des Sterbens sind ausgelöscht. Ich bin nicht Todestrieb und muß mich der Sehnsucht nach dem Sterben in der Hoffnung auf transzendente Erlebnisse nicht süchtig hingeben. Denn ich kann nicht verlorengehen in meinem Leben. Ich bin gesucht. Ich tauche nicht in das Anonyme. Mein Sterben wird nicht Trennung sein. In der Einübung der Sterbekunst leiste ich mir und den Mitmenschen Sterbehilfe. Ich lerne hier im Leben meine Ewigkeit leben, die ich im Sterben gewinne, meine Wirklichkeit, meine Würde, meine Freiheit.

Jene Welt, der »Rosensaal« Kierkegaards, wird anders sein als diese. Wir werden dann andere sein, und wir »wissen nicht, wer wir sein werden«. Aber wir wissen, daß *wir* sein werden und daß wir sein werden wie er. Und wir wissen, daß diese und jene Welt eine einzige ist. Darum kann das Morgen im Heute wirksam werden. Und darum, weil wir sterben dürfen und nicht sterben müssen, darum, weil Sterben ganz anders ist, als wir immer dachten, habe ich Hoffnung und Vertrauen für dieses mein Leben.

Anmerkungen

[1] Wilhelm Wundt, Elemente der Völkerpsychologie, Leipzig 1913, S. 81.

[2] Artur Reiner, Ich sehe keinen Ausweg mehr, Suizid und Suizidverhütung — Konsequenzen für die Seelsorge, München 1974.

[3] Arthur Schopenhauer, Die Welt als Wille und Vorstellung, Halle, 1831, Bd. II, S. 512. Franz Rosenzweig, Stern der Erlösung, Heidelberg 1921, Bd. III, S. 18.

[4] Friedrich Schauer, Was ist es um die Hölle? Stuttgart 1956, S. 23. Zum Problem: Thomas und Gertrude Sartory, Nach dem Tod — die Hölle? München 1968.

[5] Eberhard Bethge, Dietrich Bonhoeffer, Eine Biographie, München 1967, S. 1083.

[6] Werner Fuchs, Todesbilder in der modernen Gesellschaft, Frankfurt 1973, S. 204.

[7] Arnold Toynbee in: A. Toynbee u. a., Vor der Linie, Frankfurt 1970, S. 207.

[8] Rainer Maria Rilke, Sämtliche Werke I, Frankfurt 1955, S. 477.

[9] Alexander Dorozynski, Der Mann, der nicht sterben durfte, Das Leben des russischen Nobelpreisträgers Lew Landau, Düsseldorf 1966.

[10] Willy Kramp, Der letzte Feind, München 1970, S. 7.

[11] A basic psychological orientation ..., in: Psychiatric Quarterly, April 1961, S. 1 ff.

[12] Aus dem Bericht vom Bundeskongreß des Deutschen Evangelischen Verbands für Altenpflege, Mai 1975, Berlin, in: Sonntagsblatt der Evang.-Lutherischen Kirche in Bayern 18. 5. 75, S. 20.

[13] Hans Martensen-Larsen, An der Pforte des Todes, Hamburg 1955, S. 73.

[14] J. W. v. Goethe, Faust I (1808) Szene ›Nacht, Straße vor Gretchens

Türe‹, Leipzig 1924, S. 242. Stimmen zeitgenössischer Schriftsteller und Dichter zum Todesproblem sind eindrucksvoll gesammelt in: G. Debus-Arnim Juhre, Tod in der Gesellschaft, Almanach 5 für Literatur und Theologie, Wuppertal 1971.

15 Rainer Maria Rilke, Die Aufzeichnungen des Malte Laurids Brigge, Leipzig 1926, S. 14 ff.

16 s. Anm. 13, S. 75.

17 Teilhard de Chardin, Der göttliche Bereich, Olten 1962, S. 91.

18 Brief an Laertes X, 125.

19 Ivan Illichs These auf dem Symposium »Grenzen der Medizin«, März 1974 in Davos in: Brennpunkte 3/75 Gottlieb-Duttweiler-Institut, Rüschlikon-Zürich, und in Medical Nemesis, deutsch: Enteignung der Krankheit, Hamburg 1975.

20 Emil Mattiesen, Das persönliche Überleben des Todes, Berlin 1936, Bd. II, S. 312.

21 Revue Spirite, Paris 1927, S. 110 f.

22 J. A. Kanne, Leben und aus dem Leben merkwürdiger und erweckter Christen der protestantischen Kirche, Leipzig 1942, Bd. I, S. 23. Gottfried Arnold, Unparteiische Kirchen- und Ketzerhistorie (1670), 10. Hist, S. 184.

23 Mitgeteilt von Dr. Werner Duvernoy, Uppsala.

24 Revue Métapsychique, Paris, 1930, S. 190 f.

25 s. S. 49.

26 s. S. 56.

27 s. S. 62.

28 s. Anm. 20, S. 322.

29 Aus der englischen Zeitschrift für Parapsychologie Borderland, 28, Bd. IV, S. 438 f.

30 Proceedings of the Society for Psychical Research, London, VIII, S. 180 ff (stark gekürzt).

31 Ch. L. Tweedale, Man's survival after death or The other side of life, London 1925[3], S. 88 f.

32 Bericht der Elisabeth Blakeley in: Crookall Study and Practise of Astr. Projection, Fall Nr. 1.

33 Ernst Benz, Die Vision, Erfahrungsformen und Bilderwelt, Stuttgart 1969, S. 267 f.

34 s. Anm. 30, S. 194 f. Eine Fülle von Berichten ähnlicher Art, auch von Berichten zum Thema der in diesem 3. Kapitel unserer Schrift noch folgenden Abschnitte findet der Leser bei Martensen-Larsen, Anm. 13, Mattiesen, Anm. 20; bei Georges Barbarin, Le livre de la mort douce, dtsch.: Der Tod als Freund, Stuttgart 1938; Enno Nielsen, Das Unerkannte auf seinem Weg durch die Jahrtausende, Ebenhausen 1922, ders., Das große Geheimnis, Ebenhausen 1923; Hinrich Ohlhaver, Die Toten leben, eigene Erlebnisse, 3. Bde., Hamburg 1921; F. Splittgerber,

Aus dem inneren Leben von Schlaf und Tod, 2 Bde., Stuttgart 1884; Carl Vogl, Unsterblichkeit, vom geheimen Leben der Seele, Dachau 1917; Wladimir Lindenberg, Über die Schwelle, Gedanken über die letzten Dinge, München 1973; Julius Bahle, Keine Angst vor dem Sterben, Hemmenhofen 1963; Eckart Wiesenhütter, Blick nach drüben, Selbsterfahrungen im Sterben, Hamburg 1974; Joë Snell, Der Dienst der Engel diesseits und jenseits, Zürich 1972; Hans Theodor Brik, Und nach dem Tode? Das Rätsel der menschlichen Seele, Linz 1972; Wilhelm Otto Roesenmüller, Um die Todesstunde ... Blicke in eine andere Welt, Nürnberg 1972. Mattiesen bringt eine reiche Bibliographie der bis 1935 einschlägigen Literatur, bes. auch aus dem französischen und englischen Raum, der seit je diesen Phänomenen gegenüber am offensten ist.

35 C. G. Jung, Ges. Werke, Bd. XVI, Zürich 1958, S. 277 f.

36 s. Anm. 20, S. 324.

37 Mitgeteilt von Stefan v. Jankovich, Dipl.-Architekt, Zürich-Lugano. Diesen kostbaren, ausführlichen Bericht kann ich nur gekürzt und in verschiedene Abschnitte aufgeteilt wiedergeben. Die Fortsetzungen des Textes sind zu finden: S. 75 f.; 87 f.; 92; 126.

38 Das ganze Universum ist nach der Tantra-Lehre von Energie durchflutet, die aus der Quelle des Seins stammt. Sie manifestiert sich in dreifacher Weise: als statische Trägheit, geistige Kraft und als die harmonische Verbindung dieser Gegensätze. Der Makrokosmos des Universums hat sein genaues Gegenstück im Mikrokosmos des Menschen, dessen Seele durch ein Band an die geschaffenen Formen gefesselt ist, bis sie sich durch die Übereinstimmung mit dem Makrokosmos befreien und mit Gott vereinigen kann. Für den Menschen werden drei Körper angenommen, der grobstoffliche, der Kausalkörper und der feinstoffliche Körper. Mattiesen (Anm. 20, S. 261 ff.) berichtet von den »Transäußerungen« und dem »Metaorganismus« der parapsychologischen Erfahrung. »Alle Menschen besitzen, eingeschlossen in ihren fleischlichen Körper, Leiber aus ›lichterzeugendem Äther‹.« Auch werden hier zahlreiche Zeugnisse für das Erlebnis der »Silberschnur« beigebracht, die im Ich-Austritt die beiden Körper miteinander verbinden sollen. Zum Spiritismus s. S. 135—140.

39 Mitgeteilt von Prof. Paul Anton Keller, Graz. S. a. dessen Bücher Im Schattenreich, Gütersloh 1948, Der Mann im Moor, Graz 1956.

40 a. a. O., Fortsetzung des Berichtes.

41 s. Anm. 32, Fortsetzung.

42 Fortsetzung des Berichtes s. S. 52 f.

43 Börries v. Münchhausen, Das Balladenbuch, Stuttgart 1924, S. 184.

44 s. Anm. 13, S. 82.

45 Hias Rebitsch, Gedanken und Visionen bei einem Absturz, in: Der Bergsteiger, Offizielles Organ des österr. Alpenvereins, München 1970.

46 Arthur Jores, Der Tod in psychologischer Sicht, in: A. Sborowitz, Der leidende Mensch, Darmstadt 1960, S. 419.

47 a. a. O. Anm. 34, Bahle, S. 55 f.

48 a. a. O. S. 56.

49 Patientenbericht aus der Infektionsklinik Östersund, Schweden, gekürzt, mitgeteilt von Dr. Werner Duvernoy, Uppsala.

50 s. Anm. 37

51 Leo N. Tolstoj, Die großen Erzählungen, Der Tod des Iwan Iljitsch (1886), Frankfurt 1974, S. 81 f.

52 Das Tibetanische Totenbuch oder die Nachtod-Erfahrungen auf der Bardo-Stufe, hrsg. v. W. Y. Evans-Wentz, Olten 1971^7, S. 165 ff.

53 Frau Else van Gelder, Velp, Niederlande, Brief an den Verfasser.

54 Victor D. Solow, Ich starb um 10.52 Uhr, in: Das Beste aus Readers Digest 1974 Nr. 12, S. 191 ff.

55 s. Anm. 32, Fortsetzung.

56 s. Anm. 34, Bahle, S. 73 f.

57 s. S. 65.

58 s. Anm. 39.

59 Professor Albert Heim, in: Jahrbuch des Schweizer Alpklubs, 27. Jahrgang 1891/92: Notizen über den Tod durch Alpabsturz.

60 s. Anm. 34, Bahle, S. 76 f.

61 s. Anm. 53.

62 s. Anm. 34, Wiesenhütter, S. 15 f.

63 s. S. 61 f.

64 s. S. 75 f.

65 s. Anm. 37.

66 s. Anm. 13, S. 89 f.

67 Aus dem Bericht einer Patientin, mitgeteilt von Dr. Werner Duvernoy, Uppsala.

68 s. Anm. 34, Barbarin, S. 67.

69 Bericht des Mr. Hartley, der aus dem Ohio gerettet wurde, bei Barbarin s. Anm. 34, S. 91 nach Revue scientifique 1894, S. 700.

70 Balthasar Staehelin, Haben und Sein, Zürich 1969, S. 43: »Gerade die eindeutige Todesgewißheit gibt dem Menschen die Möglichkeit, wirklich als Mensch zu gesunden, nicht nur biologisch gesund zu werden im Sinne eines gut funktionierenden Organismus.«

71 s. Anm. 37, Fortsetzung des Textes: S 75 f.

72 s. Anm. 54, S. 196 f.

73 s. Anm. 34.

74 s. Anm. 13, S. 88 f.

75 s. Anm. 34, Barbarin, S. 156 f.

76 s. S. 66 f.

77 s. S. 22, 54 f.

78 S. Radhakrishnan, Die Bhagavadgita, Baden-Baden 1958, S. 302.

[79] s. Anm. 52, S. 164.

[80] Jakob Böhme, Vom übersinnlichen Leben, Schriften Bd. 5, Leipzig 1923, S. 232.

[81] s. Anm. 34, Bahle, S. 20 ff.

[82] s. Anm. 13, S. 104 f.

[83] s. Anm. 34, Wiesenhütter, S. 49 f.

[84] Ausführliche Darstellung dieser Zusammenhänge in: Florin Laubenthal, Hirn und Seele — Ärztliches zum Leib-Seele-Problem, Salzburg 1953. Franz Andreas Völgyese, Die Seele ist alles — Von der Dämonologie zur Heilhypnose, Zürich 1967[2].

[85] G. Topf, Rauschdrogen, Zwischen Himmel und Hölle, aus: Medizinstudent 10, 2/1975, S. 23 ff., Erlangen 1975.

[86] Achim Seidl, Im seelischen Untergrund, Einblicke in unsere Psyche, in: Psychoanalyse und Gesellschaft, München 1972, S. 37 f.

[87] s. Anm. 34.

[88] Nach G. N. M. Tyrrel, Mensch und Welt in der Parapsychologie, Hamburg 1961, Bericht vom 26. Februar 1927.

[89] s. S. 72 ff., Anm. 49.

[90] s. Anm. 32.

[91] s. S. 85.

[92] s. Anm. 59.

[93] Fortsetzung von S. 81 f., s. Anm. 54.

[94] s. Anm. 9.

[95] S. 50 f.

[96] Schluß des Berichts von Sir Auckland Geddee, s. S. 102 f.

[97] Fortsetzung von S. 84, s. Anm. 39.

[98] Fortsetzung von S. 82 f., s. Anm. 56.

[99] Bericht aus der Intensivstation des Krankenhauses in Uppsala, mitgeteilt von Dr. Werner Duvernoy.

[100] s. Anm. 34, Wiesenhütter, S. 69 f.

[101] s. S. 54 ff.

[102] s. S. 88 f.

[103] Anm. 13, S. 90.

[104] s. Anm. 34, Wiesenhütter, S. 77.

[105] Anm. 54, S. 198.

[106] Herrn Abraham v. Franckenbergs auf Ludwigsdorf, Lebensbeschreibung Jakob Böhmes, in: Schriften Jakob Böhmes, Leipzig 1923, S. 39.

[107] Dienstagsredaktion des Süddeutschen Rundfunks, Sendung des Verfassers am 19. 11. 74.

[108] Barbarin (s. Anm. 34, S. 40) fährt fort: »Der Tod ist ein harmonischer Ablauf, solange er in der Instinktsphäre verbleibt.« Nach unseren Einsichten in dieser Schrift müßte der Satz lauten: Sterben ist schmerzfrei auch dann, wenn der Mensch über die Instinktsphäre hinausdringt und »Überbewußtsein« erreicht.

[109] Eindrucksvoller Bericht bei Bahle (s. Anm. 34), S. 48 ff., S. 85 f.

[110] s. S. 91.

[111] s. S. 68 f., 75, 83 f., 89.

[112] s. S. 55.

[113] Dr. Werner Duvernoy in einem Studio-Gespräch des Verfassers, NDR-Fernsehen am 1. 11. 74.

[114] s. S. 92.

[115] s. Anm. 37, Fortsetzung des Textes: S. 92.

[116] »Gedanken über Tod und Unsterblichkeit«, Jugendschriften, Stuttgart 1962, S. 90.

[117] Entwurf und Entfaltung, Freiburg 1963, S. 174.

[118] Teilhard de Chardin, in: Adolf Haas, Teilhard de Chardin-Lexikon, Freiburg 1971, Bd. II, S. 338.

[119] Arthur Schopenhauer, Versuch über Geistersehen und was damit zusammenhängt, Parerga und Paralipommena, Halle o. J., S. 255.

[120] Zürich 1972².

[121] Den Versuch unternimmt Gerhard Bergmann, ... und es gibt doch ein Jenseits — Auf den Spuren des Übersinnlichen, Gladbeck 1971.

[122] Paracelsus Theophrastus v. Hohenheim, Auswahl von Charles Waldemar, München 1958, S. 576.

[123] Heinrich Zimmer, Philosophie und Religion Indiens, Zürich 1971, S. 172.

[124] Emmanuel Swedenborg, Das Leben nach dem Tode, in: Vision und Ekstase, München 1959, S. 22.

[125] Barbarin (Anm. 34), S. 70.

[126] Barbarin, a. a. O. S. 33.

[127] s. Anm. 19.

[128] Stuttgart-Berlin 1971.

[129] Dazu: Josef Meyer-Scheu, Bedingungen einer Sterbenshilfe im Krankenhaus, in: Wilhelm Bitter, Alter und Tod — annehmen oder verdrängen? Ein Tagungsbericht, Stuttgart 1974, S. 59 ff.

[130] Margaretta K. Bowers u. a., Wie können wir Sterbenden beistehen, München-Mainz 1973, S. 102. Hier auch eine umfassende Bibliographie zur gegenwärtigen Problematik.

[131] s. S. 34 f.

[132] Teilhard de Chardin, Der göttliche Bereich, Olten 1962, S. 90.

[133] Hugo v. Hofmannsthal, Der Tor und der Tod. Gesammelte Werke, Berlin 1934, I, S. 142.

[134] Igor A. Caruso, Der Tod der Liebenden, Bern 1968, S. 27.

[135] Karl Rahner, Zu einer Theologie des Todes, in: Schriften zur Theologie X, 181 ff., Zürich, Einsiedeln 1972.